Zahlen, bitte!!

Zahlen, bitte!!

Was Sie schon immer über Österreich wissen wollten
Band 2

Florian Klenk
Konrad Pesendorfer

Falter Verlag

Impressum

ISBN 978-3-85439-640-6

1011 Wien, Marc-Aurel-Straße 9
T: +43/1/536 60-0, F: +43/1/536 60-935
E: bv@falter.at, service@falter.at
W: faltershop.at

Autoren
Florian Klenk, Konrad Pesendorfer
Lektorat
Helmut Gutbrunner
Gestaltung
Beton.studio
Layout
Andreas Rosenthal
Produktion
Susanne Schwameis
Druck
Finidr, s.r.o., 73701 Český Těšín

FSC
www.fsc.org
MIX
Papier aus verantwortungsvollen Quellen
FSC® C014138

Wir haben bei diesem Buch im Sinne der Umwelt auf die Verpackung mit Plastikfolie verzichtet.

Inhalt

Vorwort

Ein rosarotes Buch mit nackten, nüchternen Zahlen, schlichten Grafiken und Dutzenden sachlichen, völlig emotionslosen Interviews mit dem Chef der Statistik Austria. Kann das funktionieren?

Und wie das funktioniert! Gerade jetzt, in Zeiten alternativer Fakten. Der erste Band der Reihe „Zahlen, bitte!“ war nicht nur ein voller Erfolg, er wurde auch in den Medien und im ORF wohlwollend rezensiert.

Wir legen nun mit „Zahlen, bitte! Band 2“ erneut eine Sammlung der besten Gespräche mit Konrad Pesendorfer vor. *Falter*-Leserinnen und -Leser kennen die Serie ja schon. Sie entstand sehr wienerisch während eines Kaffeehaus-Termins, den ich mit Pesendorfer im Sommer 2016 hatte. Sein damaliger Pressesprecher, Toumaj Khakpour, fragte bei uns an, ob Interesse an einem Hintergrundgespräch mit dem Chef der Statistik Austria bestünde.

Nach wenigen Minuten hatte ich nicht nur Interesse an einem Hintergrundgespräch, sondern an viel mehr. Denn der Chef-Statistiker hatte nicht nur unendlich viele Zahlen im Kopf, er konnte sie auch in Erkenntnisse und Einsichten über die politische Lage des Landes übersetzen. Er ist das seltene Exemplar eines richtigen Experten, eines Mannes, der stundenlang packend und fundiert erzählen kann, und zwar über fast alles, was die Statistik Austria an Daten so erfasst. Er ist kein parteipolitischer Ideologe, sondern ein Fachmann, der wie kaum ein anderer die Probleme von der Zahlenseite her analysiert.

Ich hörte ihm begeistert zu. „Zahlen, bitte!“, riefen wir nach unserem Gespräch dem Kellner zu und einigten uns schon bald darauf, im *Falter* viele, viele kleine Gespräche drucken und so den Zahlenschatz der Statistik Austria allen zugänglich machen zu wollen. Anfangs setzten wir uns ins Café und suchten uns ein Thema aus, über das wir, fast ohne jeden Anlass, sprachen. Ich stellte die Fragen, Herr Pesendorfer gab die Antworten: Über das Schulwesen, Sterben, Schenken, Heiraten, Wohnen, das Geborenwerden oder einfach nur das Geldausgeben wurde geredet. Zu allem wusste er etwas zu erzählen.

Langsam veränderte sich die wöchentliche Zahlen-Kolumne. Pesendorfers Team erstellte exzellente Briefing-Mappen, schließlich stellten wir die Fragen nur noch schriftlich, seit vergangenem Jahr gestaltet Pesendorfer die Kolumne ganz alleine – und noch dazu unentgeltlich.

Nach einem Jahr haben wir dann die Idee geboren, die Zahlen-Seite in Form eines Buches im Falter Verlag herauszugeben. Die erste Ausgabe, ein in Aktendeckelrosa gestaltetes Nachschlagewerk über Österreich, seine Einwohner, seine Sitten und Gebräuche, seine glanzvollen Seiten, aber auch seine Probleme und Schwächen, wurde von Studio Beton gestaltet und als eines der schönsten österreichischen Bücher ausgezeichnet. Auch das macht den Falter Verlag stolz.

Nun legen wir die zweite Ausgabe in kakanischem Aktendeckelgrün vor. Die Zahlen und Daten, über die Pesendorfer hier referiert, stammen aus dem Jahr 2018 und zum Teil aus 2019. Sie geben erneut Einblick in die Lage der Nation, abseits von Message Control und Populismus. Ein Buch im Sinne der Aufklärung. Viel Freude damit wünscht Ihnen

Ihr Florian Klenk
Chefredakteur Falter

Ein Buch über Österreich und seine Menschen. Ein Buch, das Geschichten erzählt, die in Zahlen verborgen sind. Ein Buch, das anregen möchte, die Diskussionen, die wir in unserem Land führen, mit Daten und Fakten zu unterlegen. Das hat sich „Zahlen, bitte! Band 2", der Folgeband von „Zahlen, bitte!" aus dem Jahr 2018, vorgenommen.

Als ich Anfang März 2019 eingeladen wurde, bei einer Podiumsdiskussion im UN-Gebäude in New York gemeinsam mit dem Wirtschaftsnobelpreisträger Joseph Stiglitz sowie den Chefstatistikern aus Kanada, Anil Arora, und Südafrika, Risenga Maluleke, und dem stellvertretenden Chefökonomen der Asiatischen Entwicklungsbank, Joseph Zveglich, über die Zukunft von Wirtschaftsstatistiken zu diskutieren, hat mich das sehr gefreut. Natürlich habe ich mich gründlich auf diese Diskussion vorbereitet – schließlich ist es nicht alltäglich, mit einem Nobelpreisträger auf einem Podium zu sitzen, und das in einem gut gefüllten größeren Sitzungssaal der Vereinten Nationen.

Wenngleich die Diskussion dann ausgegangen ist von den Herausforderungen der Globalisierung und der Digitalisierung und wir die Frage gestreift haben, wie Statistiker das alles in sinnvolle Zahlen fassen könnten, so hat das Gespräch dann doch einen viel fundamentaleren Verlauf genommen, als ursprünglich angenommen. Joseph Stiglitz argumentierte, dass verlässliche statistische Zahlen über Gesellschaft und Wirtschaft eine Grundvoraussetzung für eine funktionierende Demokratie darstellten und als öffentliches Gut jedermann und jederfrau zugänglich sein sollten. Es sei die Verantwortung von Statistikinstituten, die wesentlichen Fragen und Herausforderungen unserer Gesellschaften frühzeitig zu erkennen und Auskunft über deren quantitatives Ausmaß zu geben. Während Statistikinstitute natürlich auch die Fragen der Regierungen von heute beantworten müssten, so würde es zu kurz greifen, sich nur reaktiv zu verhalten. Vielmehr müssten Statistikinstitute in die Zukunft vorausdenken und eine „measurement agenda" verfolgen, die über politische Konjunkturzyklen einzelner Länder dieser Welt weit hinausreichten. Denn: „Was man misst, beeinflusst, was man tut", so Stiglitz.

Die Aussagen dieser Podiumsdiskussion begleiten mich bis in die Gegenwart, weil sie aus meiner Sicht die Bedeutung des Wissens über Phänomene unserer Zeit skizzieren und den Beitrag beschreiben, den Statistiken zu einer aufgeklärten Gesellschaft leisten können. Viel von diesem Wissen ist in den Datenbanken von Statistikinstituten gespeichert, so auch in jenen von Statistik Austria. Doch wenn es das Anliegen ist, dieses Wissen auch einer möglichst breiten Gesellschaft zugänglich zu machen, so kann es nicht genügen, in regelmäßigen Abständen statistische Ergebnisse in Form von Tabellen auf einer Webpage zu veröffentlichen. Die Kommunikation von Statistiken rückt damit zunehmend in den Fokus der Aufmerksamkeit von Statistikinstituten – und kaum ein internationales Meeting von Statistikchefs in dieser Welt geht heute vorbei, ohne dass dabei über neue Formen der Kommunikation von Statistiken gesprochen würde und diesbezügliche Erfahrungen ausgetauscht würden.

Die Kommunikation von Statistiken ist eine Gratwanderung: Einerseits gilt es, die Sachlichkeit, Objektivität und Neutralität zu wahren und Werturteile bei der Vermittlung von Statistiken zu vermeiden. Andererseits muss die Kommunikation von Statistiken, bei allem Anspruch auf Sachlichkeit und Wissenschaftlichkeit, auch in der Lage sein, Menschen zu erreichen, die ohne statistisch-mathematisches Vorwissen Phänomene unserer Gesellschaft verstehen und darüber informiert werden wollen. Das bedeutet, dass bei der Kommunikation von Statistiken ein Kontext gegeben werden muss, Definitionen und Konzepte erklärt und statistische Ergebnisse auf leicht verständliche Art und Weise visualisiert werden müssen. Bereits Otto Neurath, ein Vorkämpfer der Visualisierung von Statistiken aus dem frühen 20. Jahrhundert, hat das Anliegen verfolgt, Statistiken so darzustellen, dass jede Köchin sie verstehen kann.

Die Verwendung moderner Informationskanäle wie Social Media oder kurzer Videos, die statistische Inhalte transportieren, muss heute Teil einer modernen Kommunikation von Statistiken sein. Mein Kollege vom holländischen Statistikamt CBS hat sogar ein eigenes Fernseh- und Nachrichtenstudio in seinem Haus einrichten lassen und produziert und veröffentlicht – in enger Kooperation mit den dortigen Medien – statistische Informationen auf höchst modernem Niveau.

Die wöchentliche Zahlenseite im *Falter*, die ausgehend von einer Idee von *Falter*-Chefredakteur Florian Klenk seit Herbst 2016 erscheint, ist einer meiner Versuche, die Geschichten, die sich aus unseren Zahlen und Statistiken ablesen lassen, Menschen näherzubringen. Dann, wenn Statistiken Themen ansprechen, die die Menschen unmittelbar betreffen, ist auch der Wunsch nach mehr und vor allem nach sachlicher Information unübersehbar. Die Zusammenarbeit mit Florian Klenk und seinem *Falter*-Team ist insofern für mich und die Kommunikation von Statistiken in Österreich so fruchtbar, weil er und sein Team ein sehr gutes Sensorium dafür haben, was die Menschen in Österreich interessiert und bewegt. Für das Haus Statistik Austria ist wiederum die *Falter*-Seite eine Möglichkeit, einen Beitrag zum „öffentlichen Gut" im Stiglitz'schen Sinn leisten zu können und das Wissen aus den Datenbanken zu den Menschen zu bringen.

Das vorliegende Buch ist das zweite dieser Art und gibt eine Auswahl von Artikeln wieder, die in den vergangenen Monaten und Jahren im *Falter* erschienen sind. Bei der Erstellung dieser Artikel konnte ich mich vielfach auf Analysen und wissenschaftliche Publikationen stützen, die von Expertinnen und Experten der Statistik Austria regelmäßig verfasst und veröffentlicht werden. Vor diesem Hintergrund möchte ich all jenen Mitarbeiterinnen und Mitarbeitern der Statistik Austria sehr herzlich für Ihren Einsatz danken, die sich neben ihrer Tagesarbeit unermüdlich auch um die wertvolle analytische Aufarbeitung von Statistiken bemühen.

Mein besonderer Dank geht an Florian Klenk und seinem Team für die vielen spannenden Gespräche, für die Offenheit in Kritik und Anerkennung und vor allem für seinen Einsatz um unser gemeinsames Anliegen: die Debatten in unserem Land evidenzbasierter und sachlicher zu machen. Ebenso möchte ich mich sehr herzlich bei Siegmar Schlager, dem Geschäftsführer des Falter Verlags, bedanken, der an der Entstehung dieses sowie auch schon des ersten Bandes maßgeblich Anteil hatte und uns immer mit aufmunternden Worten und Taten begleitet hat.

Ihnen, liebe Leserin, lieber Leser, wünsche ich bei der Lektüre dieses Buches viel Spaß und vielleicht die eine oder andere neue Erkenntnis über Österreich und die Menschen, die hier leben.

Ihr Konrad Pesendorfer
Wien, im Herbst 2019

Wie sieht eigentlich der durchschnittliche Österreicher aus?

Was zeichnet den Österreicher statistisch aus? Wie lebt er, wo wohnt er und wie fortschrittlich ist sein Leben? Ein Blick in die Daten der Österreicher.

Was sieht der Statistiker, wenn er auf die österreichische Nation blickt?

Konrad Pesendorfer: Zuerst einmal die 8,9 Millionen Menschen, die in unserem Land leben. Davon 49 Prozent Männer und 51 Prozent Frauen. Männer sind im Durchschnitt 42 Jahre alt, Frauen mit 44 Jahren etwas älter. Frauen haben im Durchschnitt 1,5 Kinder und bekommen ihr erstes Kind im Alter von 30 Jahren – deutlich später als noch vor drei Jahrzehnten, als sie ihr erstes Kind mit 24 bekommen haben.

Und wo leben die Österreicher?

Die bevölkerungsreichsten Bundesländer sind Wien, Niederösterreich und die Steiermark. Jeder dritte Österreicher lebt im städtischen Bereich.

Was versteht der österreichische Statistiker unter dem „städtischen Bereich"?

Wir haben sechs Städte mit mehr als 100.000 Einwohnern: Wien, gefolgt von Graz, Linz, Salzburg, Innsbruck und Klagenfurt. In diesen sechs Städten leben 2,8 Mio. Menschen, mehr als zwei Drittel davon in der Bundeshauptstadt.

Wie groß ist denn die Bevölkerungsdichte im europäischen Vergleich?

Wir haben in Österreich mit 106 Einwohnern pro km^2 eine deutlich geringere Bevölkerungsdichte als Deutschland oder die Niederlande mit 227 bzw. 501 Einwohnern – am anderen Ende der Skala liegt Finnland mit 18 Einwohnern pro km^2.

Und was machen die Österreicher beruflich?

Wir haben etwa 4,1 Mio. Personen, die erwerbstätig sind, 1,8 Mio. Pensionisten und 1,5 Mio. Menschen, die in Ausbildung stehen. Ungefähr 320.000 davon studieren an einer Hochschule oder Universität.

Was verdient der Österreicher im Schnitt?

Das mittlere Nettoeinkommen liegt in Österreich bei Vollzeitbeschäftigten bei 2090 Euro im Monat. Da sind allerdings alle Zusatzzahlungen– etwa Urlaubsgeld und Weihnachtsgeld – schon eingerechnet.

Wie verteilt sich das Einkommen?

Männer verdienen im Mittel 2200 Euro, Frauen 1900 Euro im Monat, wenn sie Vollzeit arbeiten. Allerdings sind Frauen oft Teilzeit beschäftigt und verdienen dann deutlich weniger. Selbst wenn man die Teilzeitbeschäftigten herausrechnet, gibt es große Unterschiede bei den Geschlechtern, vor allem im privaten Sektor. Das ist teilweise durch die Berufswahl erklärbar. Im Handel und im Gastgewerbe werden die niedrigsten Löhne bezahlt – und dort ist der Frauenanteil höher.

Wie verbringen die Österreicher ihre Zeit?

Im Jahr 2008 haben wir die letzte Zeitverwendungserhebung durchgeführt, bei der Menschen angeben, womit sie ihre Zeit verbringen. Dabei zeigt sich, dass annähernd die Hälfte des 24-Stunden-Tages für persönliche Tätigkeiten wie Schlafen, Essen oder Körperpflege aufgewendet wird. Berufliche Tätigkeiten nehmen bei Männern unter der Woche 9,5 Stunden, bei Frauen etwas mehr als 7,5 Stunden ein. Frauen verbringen rund sechs Stunden täglich mit Kinderbetreuung, Kochen, Waschen, Putzen und Einkaufen, Männer nur knapp vier Stunden. Und vor dem Fernseher sitzen die Österreicher täglich rund zwei Stunden.

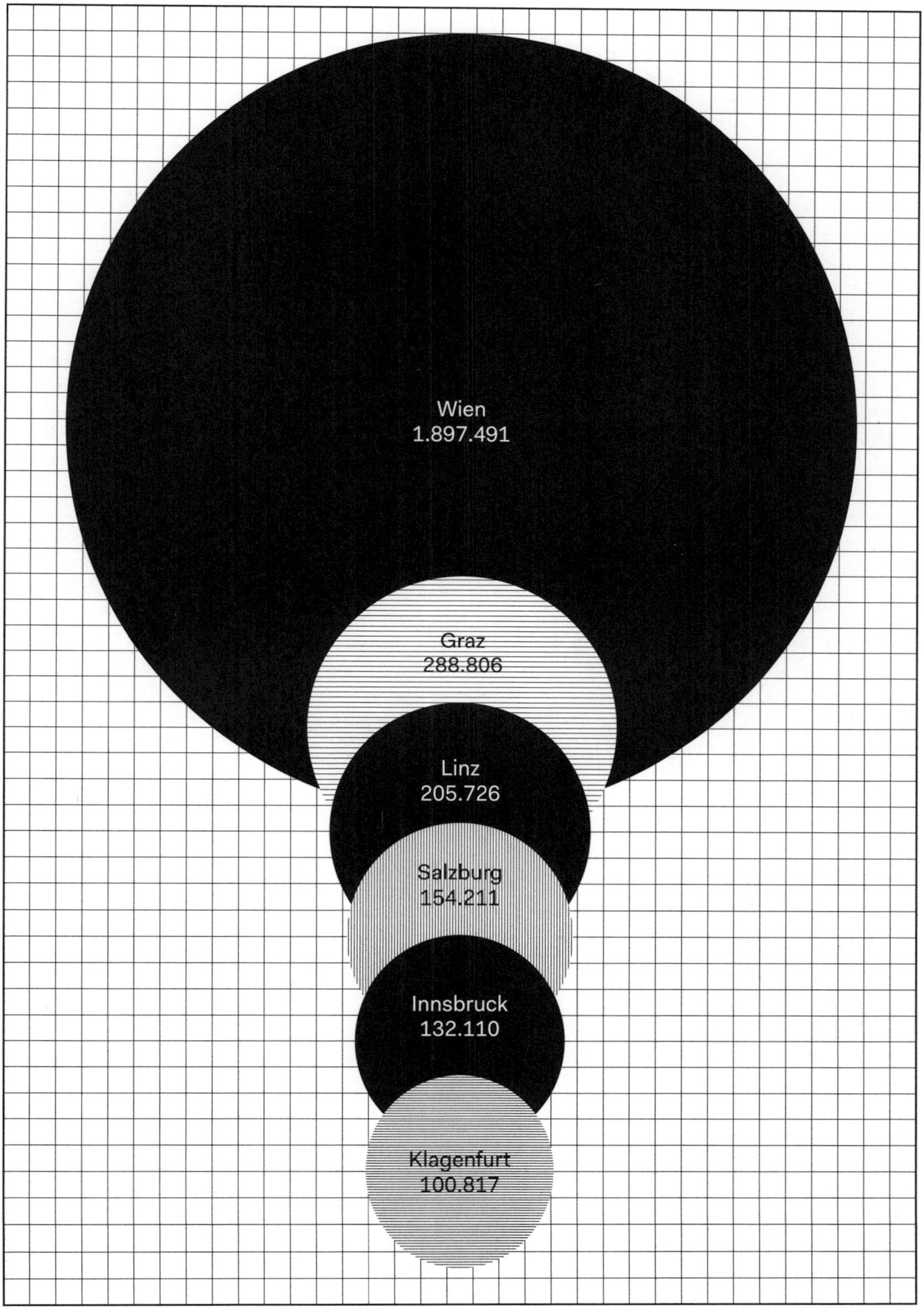

Städte mit mehr als 100.000 Einwohnern zu Jahresbeginn 2019

Quelle: STATISTIK AUSTRIA, Statistik des Bevölkerungsstands

Gibt es auch gute Nachrichten aus der Gender-Statistik?

Jedes Jahr erstellt die Statistik Austria die sogenannte Gender-Statistik. Ein Gespräch über die institutionalisierte Ungleichheit.

Beginnen wir mit den guten Nachrichten. Was hat sich gebessert?

Konrad Pesendorfer: Frauen sind heute wesentlich stärker am Arbeitsleben beteiligt als noch vor zehn Jahren und haben einen höheren Bildungsstand. Allerdings arbeiten sie oft in Teilzeit und verdienen weniger als Männer.

Wie steht es um die Vereinbarkeit von Beruf und Familie?

Kinderbetreuung ist in unserer Gesellschaft noch immer vorwiegend Frauensache. Drei von vier erwerbstätigen Frauen mit Kindern unter 15 Jahren arbeiten Teilzeit, während dies nur auf sieben Prozent der Männer zutrifft.

Wie groß ist der Gender-Pay-Gap?

Frauen verdienen in der Privatwirtschaft brutto pro Stunde durchschnittlich um 20 Prozent weniger als Männer. Der Gender-Pay-Gap liegt damit deutlich über dem EU-Durchschnitt von etwa 16 Prozent. Zum Teil erklären sich die Einkommensunterschiede dadurch, dass Frauen in schlechter bezahlten Branchen und Berufen arbeiten, Unterschiede im Ausbildungsniveau bestehen oder Frauen eine geringere Unternehmenszugehörigkeit aufweisen. Aber selbst unter Berücksichtigung dieser und weiterer Faktoren bleibt mehr als die Hälfte des Unterschieds unerklärt.

Kommen wir zur Bildung. Gibt es Unterschiede im Bildungsniveau von Frauen und Männern?

Frauen haben beim Bildungsniveau stark aufgeholt. Anfang der 1970er-Jahre hatten noch 70 Prozent der Frauen höchstens Pflichtschulabschluss, heute sind es 22 Prozent. Männer konnten den Anteil von 43 auf 15 Prozent reduzieren. Bei höheren Bildungsabschlüssen haben heute Frauen die Nase vorn: 19 Prozent der Frauen haben einen Akademie- oder Hochschulabschluss, gegenüber 16 Prozent bei den Männern.

Das müsste doch zur Folge haben, dass mehr Frauen in Führungspositionen zu finden sind, oder?

Sind sie aber nicht. In der Gruppe der Personen mit einem Universitätsabschluss haben etwa acht Prozent der Frauen eine Führungsposition, bei Männern sind es 23 Prozent.

Wie steht es generell um die Erwerbstätigkeit?

Die Erwerbstätigenquote von Frauen ist in den letzten zehn Jahren von 61 auf 69 Prozent gestiegen.

Immer mehr Frauen befinden sich in Teilzeit, ist das ein Fortschritt?

Ja und nein. Die höhere Erwerbsbeteiligung geht vorwiegend auf Frauen zurück, die heute nach einer Babypause in Teilzeit wieder einsteigen und sonst gar nicht arbeiten würden. Was aber die Verdienstmöglichkeiten und die berufliche Karriere betrifft, stellen Teilzeitjobs sicher einen Nachteil dar.

Was bedeutet das für die materielle Altersversorgung von Frauen?

Niedrigere Erwerbseinkommen und durch Kinderbetreuungszeiten unterbrochene Versicherungsverläufe führen auch zu geringeren Pensionen und oftmals zu Armutsgefährdung. Alterspensionen von Frauen mit Wohnsitz in Österreich erreichen mit ca. 1000 Euro netto im Monat im Mittel nur etwa zwei Drittel der Pensionshöhe von Männern. 26 Prozent der allein lebenden Pensionistinnen sind armutsgefährdet.

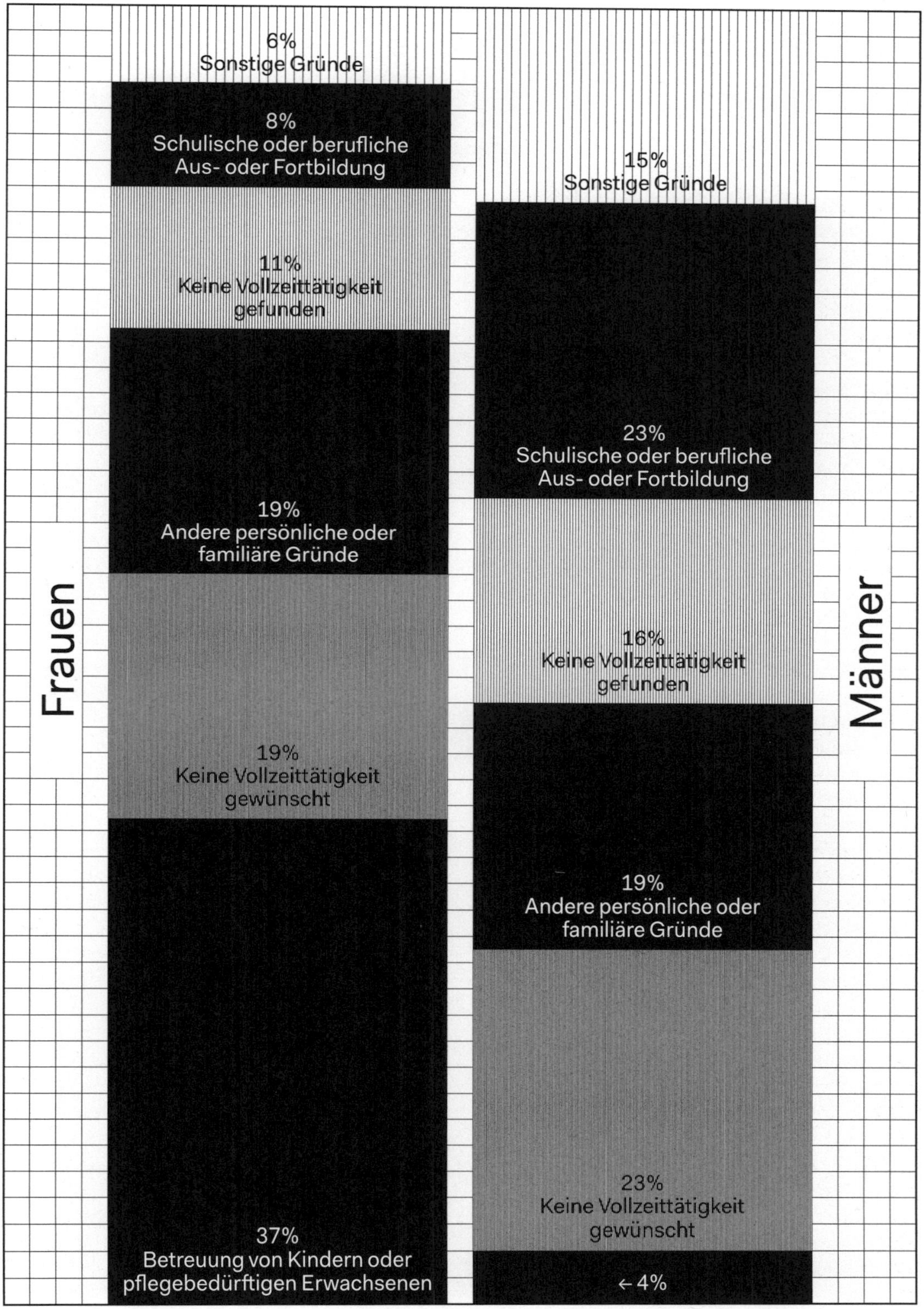

Gründe für Teilzeitarbeit 2015

Quelle: Siehe S. 114

Was importieren wir besonders oft und worin ist Österreich Exportmeister?

Straßenfahrzeuge, Maschinen, Pharmazeutika, das holt Österreich besonders häufig ins Land. Beim Export sind es Maschinen und Fahrzeuge, die von Österreich in die Welt gehen. Alles Wichtige über den Außenhandel unseres Landes.

Wie wichtig ist der Außenhandel für Österreich?

Konrad Pesendorfer: Österreich ist eine kleine, sehr offene Volkswirtschaft. 2018 haben wir Waren im Wert von 150 Milliarden Euro exportiert und Waren im Wert von 156 Milliarden Euro importiert. Rund 28 Prozent der Wertschöpfung Österreichs werden in der Exportwirtschaft erbracht, wo 950.000 Beschäftigte entweder direkt oder indirekt tätig sind.

Importieren oder exportieren wir mehr?

Österreich importiert traditionell etwas mehr als wir exportieren. 2018 hatten wir eine negative Handelsbilanz von sechs Milliarden Euro, das entspricht knapp 1,6 Prozent des BIP. Allerdings müssen wir hier zwischen einzelnen Regionen unterscheiden. Den Handelsbilanzdefiziten mit dem Euroraum und Asien stehen Überschüsse mit EU-Staaten außerhalb des Euroraums und Amerika gegenüber.

Wächst der Außenhandel oder sinkt er?

Wir beobachten seit den 1980er-Jahren – mit Ausnahme des Krisenjahres 2009 – kontinuierliche Zuwächse im Außenhandel. Österreichs gesamtes Außenhandelsvolumen von 2018 ist fast achtmal so groß wie jenes aus dem Jahr 1980.

Welche Länder sind die wichtigsten Handelspartner?

Rund 70 Prozent des österreichischen Außenhandels wird mit Mitgliedsstaaten der Europäischen Union abgewickelt, der Rest mit Drittstaaten. Der Drittstaatenanteil hat allerdings in den letzten zehn Jahren von 25 auf 30 Prozent zugenommen. Der mit Abstand wichtigste Handelspartner in beide Handelsrichtungen für uns ist Deutschland. Bei den Exporten ist das zweitwichtigste Land die USA, gefolgt von Italien. Bei den Importen steht an zweiter Stelle Italien, dann kommt bereits China.

Welche Länder sind wichtiger geworden, mit welchen ging der Handel zurück?

Beim Import gab es seit dem Krisenjahr 2009 unter den zehn wichtigsten Handelspartnern die größten Zuwächse bei Polen, den USA und China. China hat die Schweiz 2014 von Platz drei der wichtigsten Herkunftsländer verdrängt. Auf der Exportseite gab es im gleichen Zeitraum die stärksten Zuwächse bei den USA, der Schweiz und China. Erst 2015 haben die USA Italien als zweitwichtigsten Exportmarkt für Österreich abgelöst.

Welche Made-in-Austria-Sachen schicken wir besonders stark in die Welt?

Die wichtigsten Warengruppen bei den Exporten sind Maschinen und Fahrzeuge, bearbeitete Waren wie Eisen und Stahl oder Papier und chemische Erzeugnisse wie Pharmazeutika oder Kunststoffe.

In welche Länder exportieren wir Maschinen und Fahrzeuge besonders oft?

Bei 16 der 20 bedeutendsten Ausfuhrpartnerländer steht die Produktgruppe Maschinen und Fahrzeuge an der Spitze, wobei die Ausfuhranteile zwischen 33 Prozent nach Belgien und 55 Prozent nach China variieren.

Und was importieren wir am häufigsten?

Das sind neben Straßenfahrzeugen, Maschinen und Pharmazeutika vor allem Metallwaren und Bekleidung. Im Nahrungsmittelbereich importieren wir vor allem Gemüse und Früchte, Getreide und Getreideerzeugnisse sowie Fleisch.

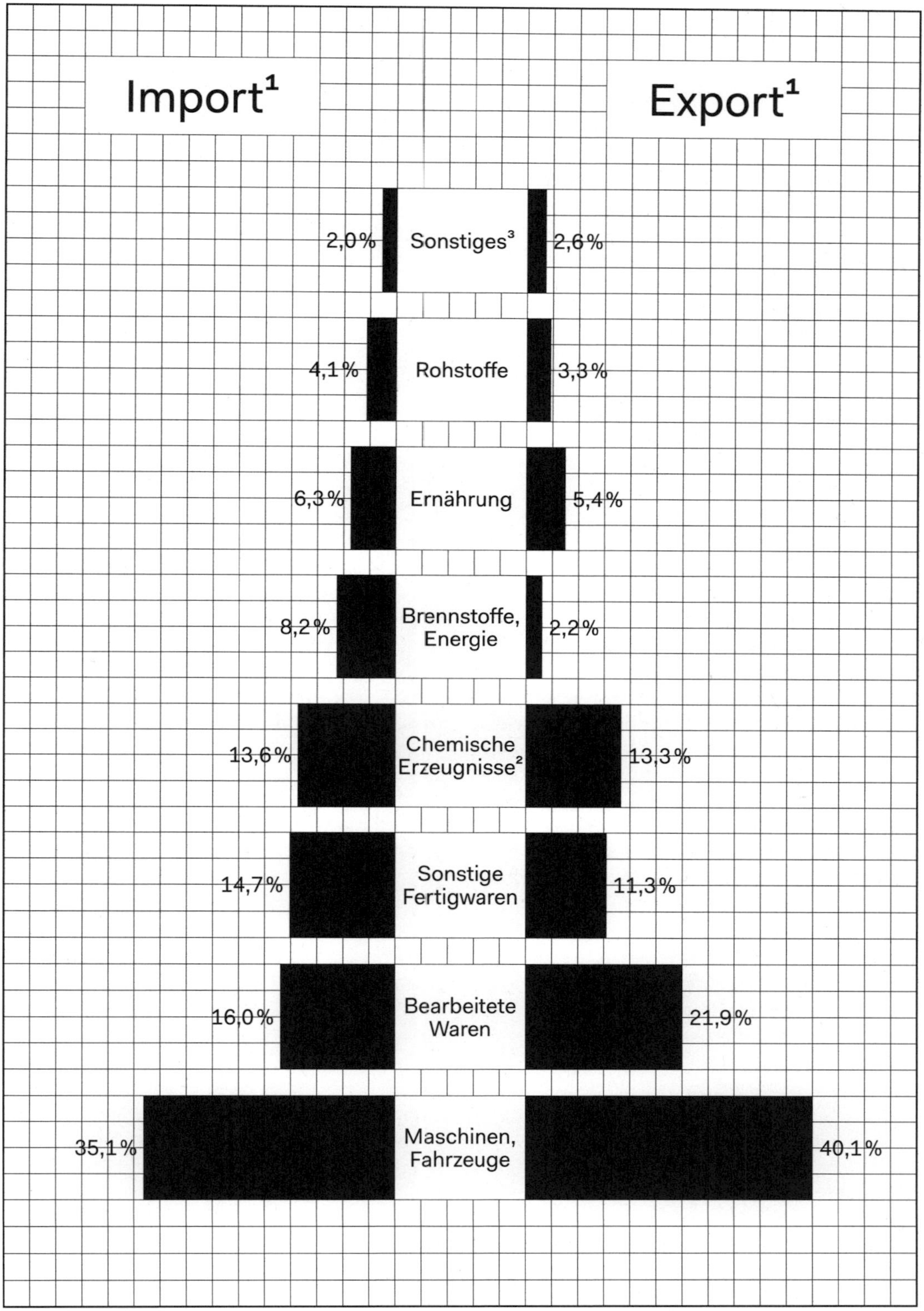

Welche Produkte importieren und exportieren wir? (Prozentanteile). Rundungsdifferenzen werden bei dieser und bei allen folgenden Anteilsgrafiken nicht ausgeglichen

Quelle: Siehe S. 114

Wie umweltbewusst sind wir und welche Unterschiede gibt es in Stadt und Land?

Wie umweltbewusst sind die Österreicher? Kaufen sie biologische Nahrungsmittel? Womit fahren sie zur Arbeit und wie trennen sie den Müll? Die neuesten Daten der Statistik Austria.

Reden wir darüber, wie umweltbewusst die Österreicher leben. Kaufen die Menschen hier „Bio"?

Konrad Pesendorfer: Die Österreicherinnen und Österreicher sind beim Einkauf durchaus umweltbewusst – Frauen allerdings etwas mehr als Männer. Knapp 87 Prozent der Frauen geben an, in den letzten zwölf Monaten zumindest einmal biologisch produziertes Obst und Gemüse gekauft zu haben – bei den Männern sind es 79 Prozent.

Gibt es besondere Charakteristika bei Bio-Konsumenten?

Wir sehen, dass der Konsum von Bioprodukten bei höherem Bildungsstand und Einkommen bedeutsamer ist – was einerseits angesichts der gehobeneren Preise für Bioprodukte nicht überrascht, andererseits aber auch mit höherem Ernährungsbewusstsein zu tun hat. Während 91 Prozent der Absolventen von Universitätslehrgängen etwa Biomilchprodukte einkaufen, sind es bei Personen mit höchstens Pflichtschulabschluss nur zwei Drittel.

Welche Bioprodukte sind besonders beliebt?

Nach Obst und Gemüse sind das vor allem biologisches Brot und Gebäck, biologische Milch und Milchprodukte sowie Fleisch- und Wurstwaren.

Wie sieht es mit der Mülltrennung aus?

Die Bereitschaft zur Mülltrennung ist sehr hoch. Bei Papier, Glas und Problemstoffen liegt die Mülltrennung bei knapp unter 100 Prozent. Bei Kunststoffflaschen, Metallverpackungen und beim Biomüll sind die Anteile etwas geringer. Vor allem beim Biomüll ist die Mülltrennungsdisziplin in kleinen Gemeinden teils deutlich höher als in Großstädten. Das hat auch in kleinen Gemeinden mit der Möglichkeit zu tun, die Kompostierung im eigenen Garten vorzunehmen.

Gibt es Gründe dafür, Müll nicht zu trennen?

Die am häufigsten genannten Hinderungsgründe für Mülltrennung ist die Tatsache, dass es keine getrennte Sammlung im eigenen Wohnbereich gibt, dass die Mülltrennung als zu umständlich empfunden wird und dass es bis zur nächsten Sammelstelle zu weit wäre.

Sind die Österreicher in ihrem Mobilitätsverhalten umweltbewusst?

35 Prozent der Österreicher geben an, täglich mit dem Auto unterwegs zu sein, weitere 33 Prozent mehrmals pro Woche. Carsharing wird für die täglichen Wege von zehn Prozent – zumindest gelegentlich – verwendet. Öffentliche Verkehrsmittel nutzen nur 17 Prozent täglich und weitere elf Prozent mehrmals pro Woche – dabei muss man aber natürlich auch das Verkehrsangebot berücksichtigen.

In größeren Städten gibt es mehr öffentliche Verkehrsmittel.

Genau. 47 Prozent der Wienerinnen und Wiener fahren täglich mit den Öffis und weitere 20 Prozent nutzen das Angebot mehrmals pro Woche – das sind deutlich höhere Werte als im Bundesschnitt. Aber auch in anderen Städten wie Graz, Linz und Innsbruck werden öffentliche Verkehrsmittel verstärkt genutzt.

Und wie sieht es mit dem Fahrrad aus?

Elf Prozent der Österreicherinnen und Österreicher geben an, täglich mit dem Fahrrad unterwegs zu sein, zwei Drittel absolvieren ihre täglichen Wege zumindest gelegentlich mit dem Fahrrad – vor zehn Jahren waren es erst 58 Prozent.

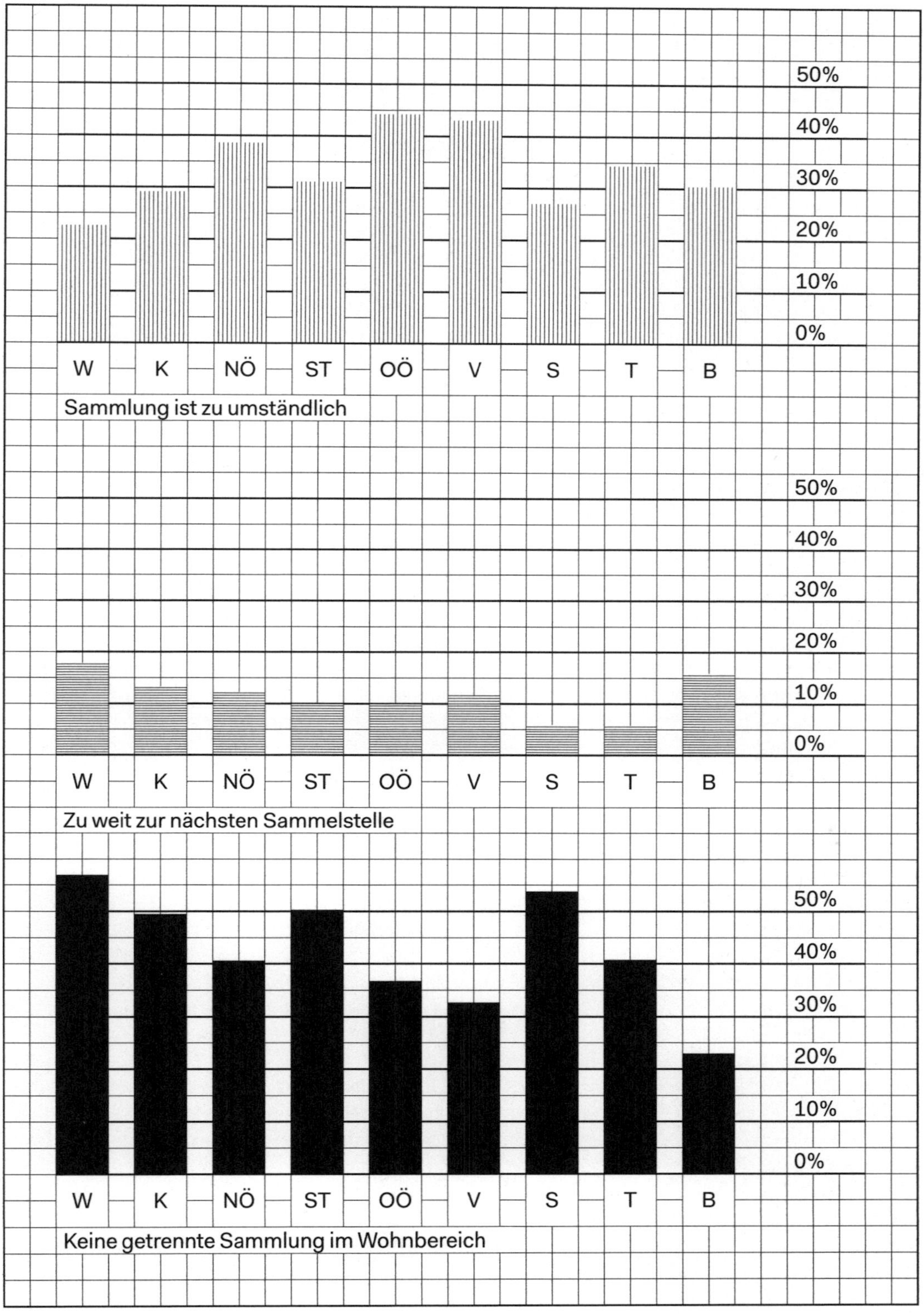

Gründe, aus denen zumindest eine Abfallkategorie nicht gesondert entsorgt wird, nach Bundesländern

Quelle: STATISTIK AUSTRIA, Mikrozensus 3. Quartal 2015

Wie viel zahlt der Staat für Bildung und in welche Bereiche fließt das Geld?

Ein Überblick über die derzeitigen Bildungsausgaben in Österreich.

Herr Pesendorfer, wie viel gibt der österreichische Staat eigentlich für Bildung aus?

Konrad Pesendorfer: Die Bildungsausgaben lagen in Österreich im Jahr 2017 bei 20 Milliarden Euro, das entspricht 5,2 Prozent des Bruttoinlandsprodukts.

Welche Länder geben am meisten für Bildung aus?

Die höchsten Bildungsausgaben gemessen am BIP hat das Vereinigte Königreich mit 6,2 Prozent, gefolgt von Dänemark, Portugal, Belgien und Finnland. Österreich liegt etwas über dem EU-Durchschnitt und damit an achter Stelle in der EU.

Geben wir also zu wenig für Bildung aus?

Nicht notwendigerweise. Bei solchen Vergleichen muss man vorsichtig sein: Erstens bedeuten hohe Bildungsausgaben noch nicht, dass damit auch gute Bildungsergebnisse erzielt werden. Und zweitens muss man sich auch die Bildungsausgaben pro Schüler ansehen – und dort liegt Österreich im OECD-Vergleich im Spitzenfeld.

Was sind dann die richtigen Zielgrößen für die Bildungspolitik?

Das Ziel müsste sein, einen möglichst guten Output zu erzielen und die Qualität der Bildung sicherzustellen. Konkret heißt das etwa, die Lesekompetenz und die Fähigkeiten der österreichischen Schülerinnen und Schüler in Mathematik und anderen naturwissenschaftlichen Kompetenzen zu verbessern. Dazu gibt es etwa die Pisa-Tests der OECD, aber auch die regelmäßige Überprüfung der Bildungsstandards an den österreichischen Schulen. Wichtig ist, dass die eingesetzten Mittel bestmöglich bei den Kindern und Studenten ankommen.

Wofür genau werden die 20 Milliarden Bildungsausgaben des Staates verwendet?

Die größten Brocken sind mit einem Anteil von 61 Prozent der Bildungsausgaben die Personalkosten, gefolgt vom Sachaufwand mit einem Anteil von 22 Prozent. Die Personalkosten sind vor allem die Aufwände für das Lehrpersonal, zu den Sachkosten zählen etwa die Ausgaben für die Schüler- und Lehrlingsfreifahrten, die Schulbücher, aber auch die Mieten für Schulgebäude und Universitäten.

In welche Bereiche fließen die Bildungsausgaben?

Der höchste Anteil der Bildungsausgaben fließt mit 30 Prozent in Pflichtschulen wie die Volks- und Hauptschule bzw. die Neue Mittelschule, danach kommen bereits mit 21 Prozent die Universitäten. In diesen beiden Bereichen gab es in den letzten Jahren auch die stärksten Zuwächse. 13 Prozent entfallen auf Kindergärten und zwölf Prozent auf berufsbildende mittlere und höhere Schulen. Für die AHS werden zehn Prozent der Bildungsausgaben aufgewendet. Betrachtet man die Ausgaben pro Schüler bzw. Student, so sind die Aufwendungen am höchsten in Sonderschulen, speziellen berufsbildenden mittleren und höheren Schulen und an den Universitäten.

Und woher kommen die Mittel?

73 Prozent der Mittel stammen ursprünglich vom Bund, 16 Prozent von den Ländern und zwölf Prozent von den Gemeinden. Da die Länder für die Pflichtschulen zuständig sind, sind sie für diesen Bereich auch die auszahlende Stelle, bekommen aber den Aufwand über Transfers vom Bund ersetzt.

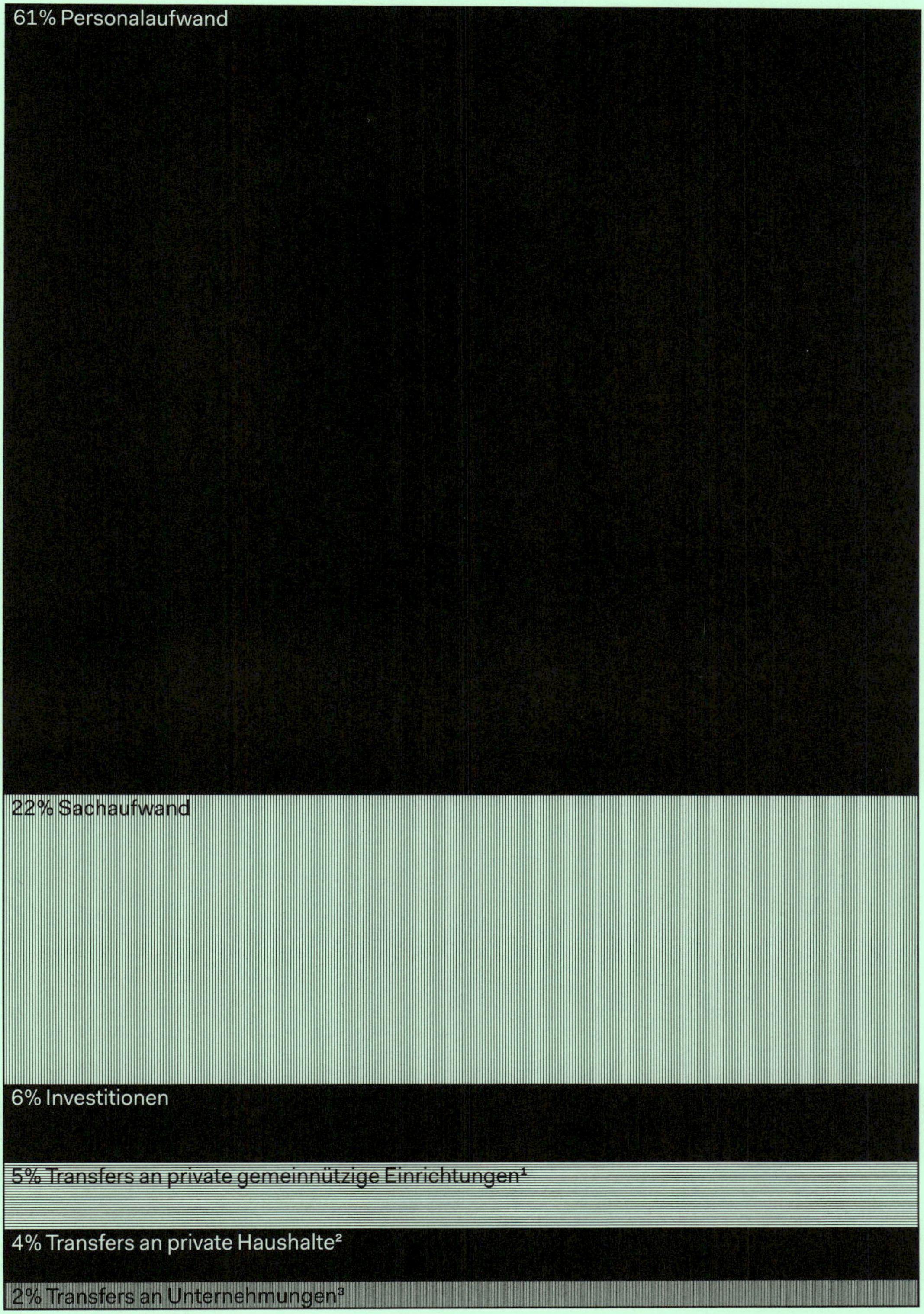

Wofür wurden die 20 Mrd. Bildungsausgaben im Jahr 2017 genau verwendet?

Quelle: Siehe S. 114

Wie viele Niedrigverdiener gibt es in Österreich und wo leben sie?

Welche Personen besonders wenig verdienen, wovon es abhängt, wer wie viel Lohn kassiert, und wie Österreich bei der Bezahlung im internationalen Vergleich dasteht.

Die Lohnschere öffnet sich immer weiter. Wie viele Menschen gibt es in Österreich, die wirklich wenig verdienen?

Konrad Pesendorfer: In Österreich fallen in etwa 360.000 Menschen unter die Definition der Niedrigverdiener – das entspricht 14,8 Prozent der 2,4 Millionen unselbstständig Beschäftigten. In den letzten zehn Jahren hat sich der Anteil relativ stabil zwischen 14 und 15 Prozent bewegt. Da die Anzahl der Beschäftigten aber stark angestiegen ist, sind absolut gesehen mehr Menschen betroffen. Wir betrachten hier aber nur unselbstständig Erwerbstätige in Unternehmen ab zehn Beschäftigten in der Privatwirtschaft.

Wo liegt die Grenze zu den Niedrigverdienern?

Wir gehen von Bruttostundenverdiensten aus, um das Einkommen von Personen unabhängig davon, ob sie Vollzeit oder Teilzeit arbeiten, vergleichen zu können. Die international festgelegte Grenze zu den Niedrigverdienern wird bei zwei Dritteln des mittleren Einkommens angesetzt. In Österreich liegt die Grenze damit bei einem Bruttostundenlohn von 9,24 Euro, was in etwa 1600 Euro brutto pro Monat entspricht, wenn man Vollzeit arbeitet.

Welche Gruppe von Menschen gehört zu den Niedrigverdienern in Österreich?

Bei Frauen ist der Anteil der Niedriglohnbeschäftigten mit 22,4 Prozent sehr hoch, bei Männern sind das weniger als zehn Prozent. Aber auch junge Menschen im Alter zwischen 15 und 29 Jahren sind stärker betroffen als andere – in dieser Altersgruppe ist jeder Vierte ein Niedrigverdiener. Einen höheren Anteil gibt es bei atypischen Beschäftigungsverhältnissen wie Teilzeit- oder geringfügig Beschäftigten.

Welche Faktoren spielen noch eine Rolle, ob man zu den Besser- oder zu den Schlechterverdienern zählt?

Hier gibt es einen deutlichen Bildungszusammenhang. Während unter den Personen mit maximal Pflichtschulabschluss mehr als 35 Prozent zu den Niedrigverdienern gehören, liegt der Anteil bei Personen mit Universitätsabschluss bei 3,8 Prozent. Dann macht es natürlich auch einen Unterschied, welcher Berufsgruppe man angehört – deutlich überdurchschnittliche Niedriglohnanteile gibt es unter den Hilfskräften mit mehr als 40 Prozent oder bei Verkäufern und Verkäuferinnen mit einem Anteil von knapp 32 Prozent.

Gibt es hier auch Unterschiede zwischen den einzelnen Wirtschaftsbranchen?

Ja, die Branche mit dem höchsten Anteil an Niedrigverdienern ist das Gastgewerbe mit über 60 Prozent, wobei hier Trinkgelder generell nicht enthalten sind. Aber auch der Handel mit 19 Prozent hat einen hohen Anteil. Kleine Unternehmen haben tendenziell einen höheren Niedriglohnanteil als Großunternehmen.

Und wie steht Österreich im internationalen Vergleich da?

Österreich hat mit seinen knapp 15 Prozent einen unterdurchschnittlich hohen Anteil an Niedrigverdienern. Der EU-Durchschnitt liegt bei über 17 Prozent. Deutschland hat einen Anteil von über 22 Prozent, wobei einerseits die Löhne in Deutschland höher sind und andererseits der Sondereffekt der neuen Bundesländer nach wie vor eine Rolle spielt.

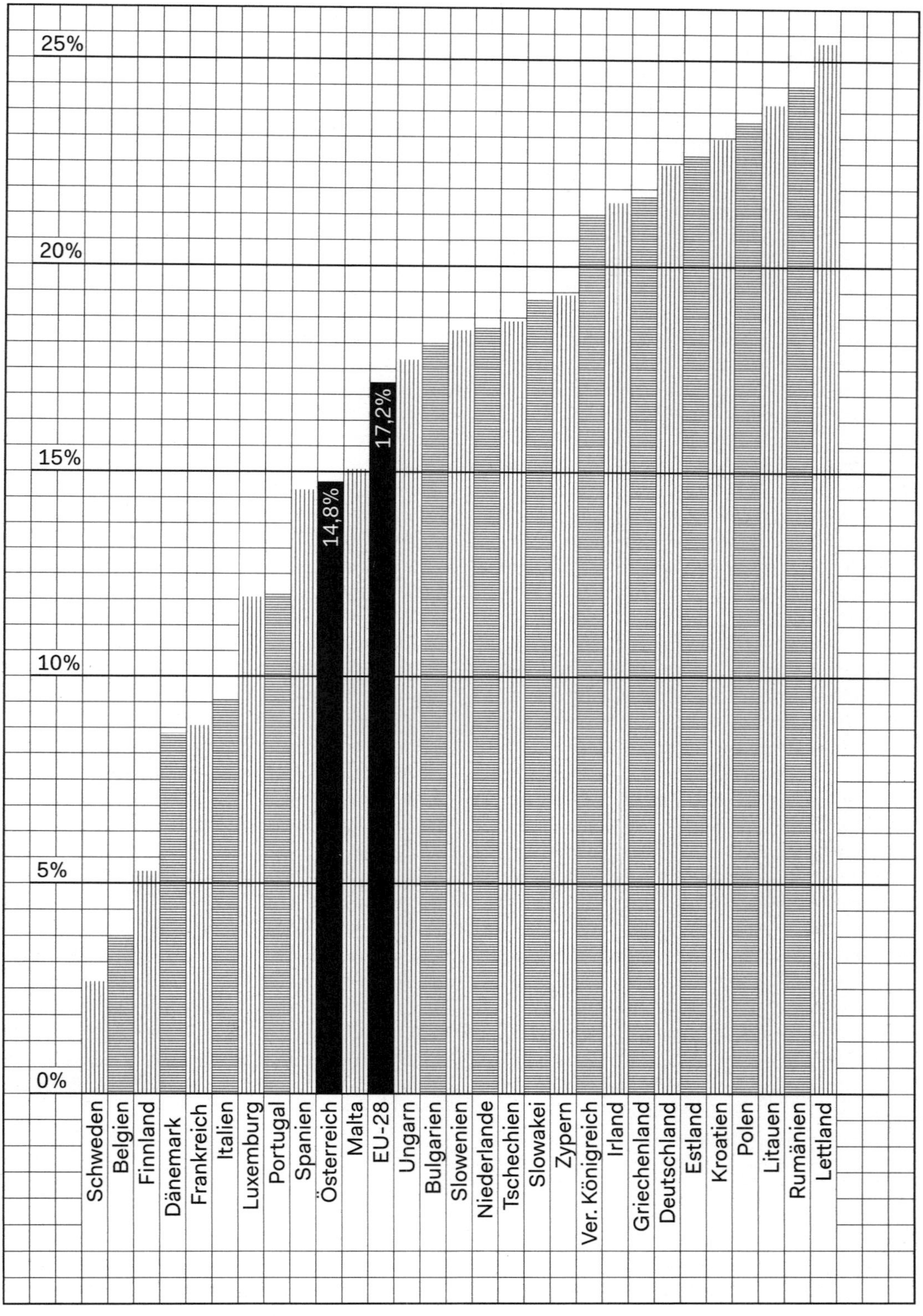

Wo liegt Österreich beim Anteil der Niedriglohnbeschäftigten im EU-Vergleich 2014?

Quelle: STATISTIK AUSTRIA, Verdienststrukturerhebung, ohne Lehrlinge – Eurostat

Welche Lebensmittel bevorzugen die Österreicher und wie gesund sind sie?

Welches Fleisch wir nicht mehr essen, welchen Getränken wir heute verglichen mit vor 40 Jahren den Vorzug geben und warum wir heute weniger für Nahrungsmittel ausgeben.

Wie viel an Nahrungsmitteln konsumieren die Österreicher im Jahr?

Konrad Pesendorfer: Der jährliche Verbrauch an Lebensmitteln pro Kopf in Österreich liegt bei 648 Kilogramm. Knapp zwei Drittel davon entfallen auf pflanzliche Lebensmittel wie Obst und Gemüse, aber auch Getreideprodukte, Reis und Kartoffeln. Das verbleibende Drittel sind tierische Lebensmittel wie Milch und Milchprodukte sowie Fleisch, Fisch und Eier.

Hat sich der Verbrauch an Lebensmitteln über die Zeit verändert?

Verglichen mit Mitte der 1970er-Jahre wird heute pro Kopf deutlich mehr an Obst und Gemüse konsumiert. Innerhalb dieser Kategorie ist allerdings eine Verschiebung festzustellen. Hat man damals pro Kopf noch mehr als drei Kilo Kartoffeln monatlich gegessen, so sind es heute nur noch 1,7 Kilo. Demgegenüber wird heute viel mehr an Staudengemüse wie Paradeisern, Paprika, Gurken oder Zucchini konsumiert als damals. Einen Rückgang gab es beim Konsum von Trinkmilch, aber auch bei Zucker – oft wird heute ja mit zuckerarmen oder zuckerfreien Produkten geworben.

Wie sieht es mit dem Fleischkonsum aus?

Insgesamt hat der Fleischkonsum pro Kopf seit Mitte der 1970er-Jahre leicht zugenommen, einen deutlichen Rückgang gab es jedoch beim Konsum von Schweinefleisch von 1,6 Kilo pro Kopf und Monat Mitte der 1970er-Jahre auf nunmehr 0,9 Kilo.

Das heißt, die Menschen leben heute gesünder als noch vor 40 Jahren?

Generell gesagt, ja. Allerdings gibt es deutliche Unterschiede zwischen Männern und Frauen. Frauen konsumieren mehr Obst und Gemüse pro Tag und sind beim Fleischkonsum zurückhaltender als Männer. Außerdem werden weit mehr Fertigprodukte konsumiert als früher.

Und was trinken die Österreicher?

Bei den nichtalkoholischen Getränken gibt es seit Mitte der 1970er-Jahre deutliche Zuwächse beim Konsum von Mineralwasser, aber auch bei Limonaden, wo sich der Konsum fast vervierfacht hat. Aber auch Frucht- und Gemüsesäfte werden heute stärker konsumiert.

Dem Alkohol ist der Österreicher aber auch nicht abgeneigt, oder?

Der durchschnittliche Wochenkonsum an Alkohol liegt zwischen fünf und sieben Krügel Bier bzw. Viertel Wein. Hier gibt es nicht nur einen Geschlechterunterschied – Männer trinken mehr als Frauen –, sondern auch einen Unterschied bei den Altersgruppen. Junge Männer zwischen 15 und 29 Jahren konsumieren im Durchschnitt 8,6 Krügel Bier pro Woche, Frauen 4,5 Krügel. Bei der Altersgruppe der 60- bis 74-Jährigen liegen die Werte bei 7,3 Krügeln bei Männern und 3,6 Krügeln bei Frauen.

Geben wir heute mehr für Nahrungsmittel aus als noch vor 40 Jahren?

Der Anteil der Ausgaben für Nahrung und Getränke an den gesamten Konsumausgaben eines Haushaltes ist von knapp 23 Prozent Mitte der 1970er-Jahre auf knapp elf Prozent zurückgegangen. Das hat einerseits damit zu tun, dass die Menschen öfters auswärts essen, andererseits aber gibt es heute ein viel größeres Angebot an niedrigpreisigen Nahrungsmitteln.

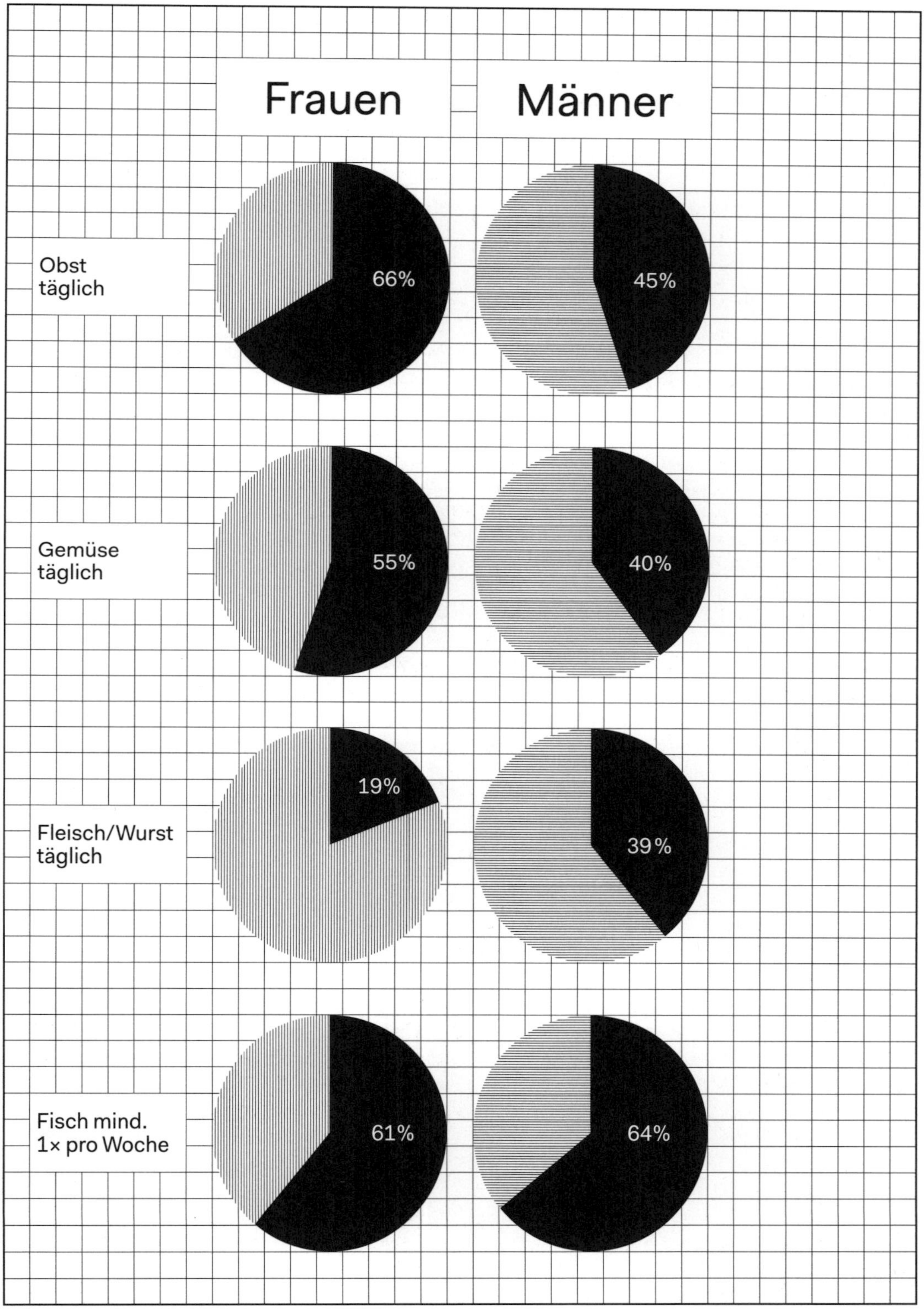

Wie oft essen die Österreicherinnen und Österreicher Obst, Gemüse, Fleisch und Fisch?

Quelle: STATISTIK AUSTRIA – Konsumerhebung 2014/15 – Versorgungsbilanzen 2015/16 – Gesundheitsbefragung 2014.
Ergebnisse für die Bevölkerung in Privathaushalten im Alter von 15 Jahren und mehr

Wer wird in Österreich gepflegt und wer bezahlt das? Fakten zum Pflegewesen

Österreich wird älter und somit wächst auch der Pflegebedarf im Land. Welche Menschen benötigen Pflege und wie viel bezahlt der Staat dafür?

Die Menschen werden immer älter. Die Bedeutung von Pflege in unserer Gesellschaft nimmt zu. Wie viele Menschen nehmen in Österreich eigentlich Pflegeleistungen in Anspruch?

Konrad Pesendorfer: Im Jahr 2016 haben in Österreich insgesamt rund 250.000 Personen Betreuungs- und Pflegedienste in Anspruch genommen. Der Großteil, fast 60 Prozent, wurde durch mobile Dienste – dazu zählt etwa die häusliche Betreuung oder die Hilfe bei der Haushaltsführung – unterstützt. Ein Drittel war in stationärer Betreuung, das heißt vor allem in Pflegeheimen oder Seniorenheimen mit durchgehender Präsenz von Betreuungs- und Pflegepersonal, untergebracht. Der restliche Anteil teilt sich auf alternative Wohnformen und teilstationäre Tagesbetreuung auf.

Und wie hat sich das über die Zeit entwickelt?

Wir haben in der Zeitperiode zwischen 2011 und 2016 einen Anstieg bei den betreuten Personen von etwa 15 Prozent, wobei sich insbesondere die Bereiche der mobilen Pflege mit einem Plus von 19 Prozent und der teilstationären Tagesbetreuung mit einem Zuwachs von über 48 Prozent als besonders dynamisch erweisen.

Was sind die Gründe für den Anstieg?

Der Hauptgrund für den erhöhten Betreuungs- und Pflegebedarf liegt in der demografischen Entwicklung. Wir haben heute einen Bevölkerungsanteil der 65-plus-Jährigen von knapp 19 Prozent. Vor zehn Jahren waren das noch 17 Prozent. Neben der demografischen Entwicklung sind aber auch andere Gründe wie die Tendenz, in immer kleineren Haushalten zu leben, und die erhöhte Erwerbsbeteiligung – vor allem von Frauen, die den weit überwiegenden Teil der Betreuungs- und Pflegeleistungen erbringen – zu nennen.

Und wie viel wird in Österreich für Betreuungs- und Pflegedienste ausgegeben?

Im Jahr 2016 wurden insgesamt knapp 3,5 Milliarden Euro für Betreuung und Pflege ausgegeben. Aufgrund von Einnahmen in der Höhe von 1,5 Milliarden Euro, vor allem aus Eigenbeiträgen der betreuten Personen, verbleibt den Ländern und Gemeinden ein Finanzierungsbedarf von 1,9 Milliarden im Rahmen der Sozialhilfe bzw. Mindestsicherung. Drei Viertel der Ausgaben entfallen auf die stationären Dienste, wobei in diesem Bereich 46 Prozent durch Einnahmen abgedeckt werden.

Wie viele Menschen arbeiten in Pflegeberufen?

In den Betreuungs- und Pflegediensten arbeiteten zu Jahresende 2016 insgesamt rund 65.500 Personen, wovon ein Drittel im mobilen Bereich und zwei Drittel in den teilstationären und stationären Einrichtungen und Wohnformen tätig waren.

Woher kommen diese Zahlen?

Mit dem Pflegefondsgesetz wurde die Statistik Austria verpflichtet, ab dem Berichtsjahr 2011 jährlich eine Pflegedienstleistungsstatistik zu erstellen. Die Zahlen zu den Betreuungs- und Pflegediensten werden von den Ländern an die Statistik Austria übermittelt. Auch wenn damit die Datenlage in diesem Bereich deutlich verbessert werden konnte, wäre noch eine weitere Harmonisierung der von den Bundesländern angewandten Begriffsabgrenzungen im Sinne der besseren Vergleichbarkeit anzustreben. Auch die statistische Abdeckung des mobilen Bereichs, insbesondere was die Palliativ- und Hospizdienste oder die derzeit ausgenommene, aber zunehmend an Bedeutung gewinnende 24-Stunden-Betreuung betrifft, könnte noch gesteigert werden.

59% Mobile Dienste
34% Stationäre Dienste inkl. Kurzzeitpflege
5% Alternative Wohnformen
3% Teilstationäre Tagesbetreuung

Welche Betreuungs- und Pflegedienste wurden 2016 in Anspruch genommen?

Quelle: STATISTIK AUSTRIA, Pflegedienstleistungsstatistik. Rundungsdifferenzen nicht ausgeglichen

Warum so viele Frauen in Österreich Teilzeit arbeiten und wie viele das so wollen

Frauen verdienen deutlich weniger als Männer. Ein Grund dafür ist auch, dass sie in sehr großer Anzahl in Teilzeit beschäftigt sind, vor allem, weil sie es sind, die sich in erster Linie um die Kinderbetreuung kümmern – und nicht ihre Männer. Wann wurde der Segen Teilzeit zum Fluch für die Frauen?

Wie tun sich die Frauen auf dem österreichischen Arbeitsmarkt im internationalen Vergleich?

Konrad Pesendorfer: Wenn wir die wichtigsten Kenngrößen des Arbeitsmarktes betrachten, so sehen wir, dass wir in Österreich sowohl bei Männern als auch bei Frauen im EU-Vergleich überdurchschnittlich hohe Erwerbstätigenquoten sowie unterdurchschnittlich niedrige Arbeitslosenquoten haben. Wo Frauen in Österreich im europäischen Vergleich hervorstechen, ist die sehr hohe Teilzeitquote von knapp 48 Prozent. Hier liegen wir, wenn auch mit deutlichem Abstand zu den Niederlanden, an zweiter Stelle.

Wie haben sich diese Größen in den letzten zehn, zwanzig Jahren verändert?

Die Erwerbsbeteiligung von Frauen hat in Österreich in den letzten Jahrzehnten stark zugenommen. Vor 20 Jahren hatten wir bei den 15- bis 64-jährigen Frauen eine Erwerbstätigenquote von knapp 59 Prozent, im Jahr 2018 lag sie bei 69 Prozent – das ist ein Zuwachs von zehn Prozentpunkten. Im selben Zeitraum ist die Teilzeitquote von Frauen in Österreich von 31 auf 48 Prozent gestiegen, also um 17 Prozentpunkte. Bei den Männern in Österreich arbeiteten 2018 gerade elf Prozent Teilzeit.

Wie hat die diesbezügliche Entwicklung in anderen europäischen Ländern ausgesehen?

Die Frauenerwerbstätigkeit hat im letzten Jahrzehnt mit wenigen Ausnahmen in der gesamten EU zugenommen, besonders stark in Malta und in einigen osteuropäischen Ländern, allerdings ausgehend von einem deutlich niedrigeren Niveau als in Österreich. In Deutschland war im letzten Jahrzehnt die Dynamik sehr hoch, und die Erwerbstätigenquote von Frauen ist mit 72 Prozent heute höher als in Österreich. Die Teilzeitquote von Frauen ist in Deutschland mit 46 Prozent annähernd so hoch wie in Österreich.

Warum arbeiten in Österreich so viele Frauen in Teilzeit?

Fast 40 Prozent der in Teilzeit arbeitenden Frauen sagen, dass sie dies wegen Kinderbetreuungspflichten tun. 17 Prozent geben andere Familien- oder persönliche Verpflichtungen an. Elf Prozent der Frauen bekunden, dass sie gern Vollzeit arbeiten würden, aber nur eine Teilzeitanstellung gefunden haben. Und rund acht Prozent der Frauen arbeiten Teilzeit, weil sie sich weiterbilden möchten. Gut 20 Prozent geben andere Gründe an.

Wie sehen die Motive, Teilzeit zu arbeiten, in anderen EU-Staaten aus?

Kinder- oder andere Betreuungspflichten sind auch in vielen anderen EU-Staaten die am häufigsten von Frauen genannten Gründe, warum sie Teilzeit arbeiten, allerdings gibt es zwei wichtige Abweichungen: Einerseits ist der Anteil der unfreiwilligen Teilzeit vor allem in Ländern mit schwieriger wirtschaftlicher Lage, wie etwa in großen Teilen Südeuropas, besonders hoch. Andererseits spielt das Ausbildungsmotiv in anderen Ländern oft eine größere Rolle als in Österreich. So gibt etwa ein Drittel der dänischen Frauen an, in Teilzeit zu arbeiten, um für die Weiterbildung mehr Zeit zur Verfügung zu haben.

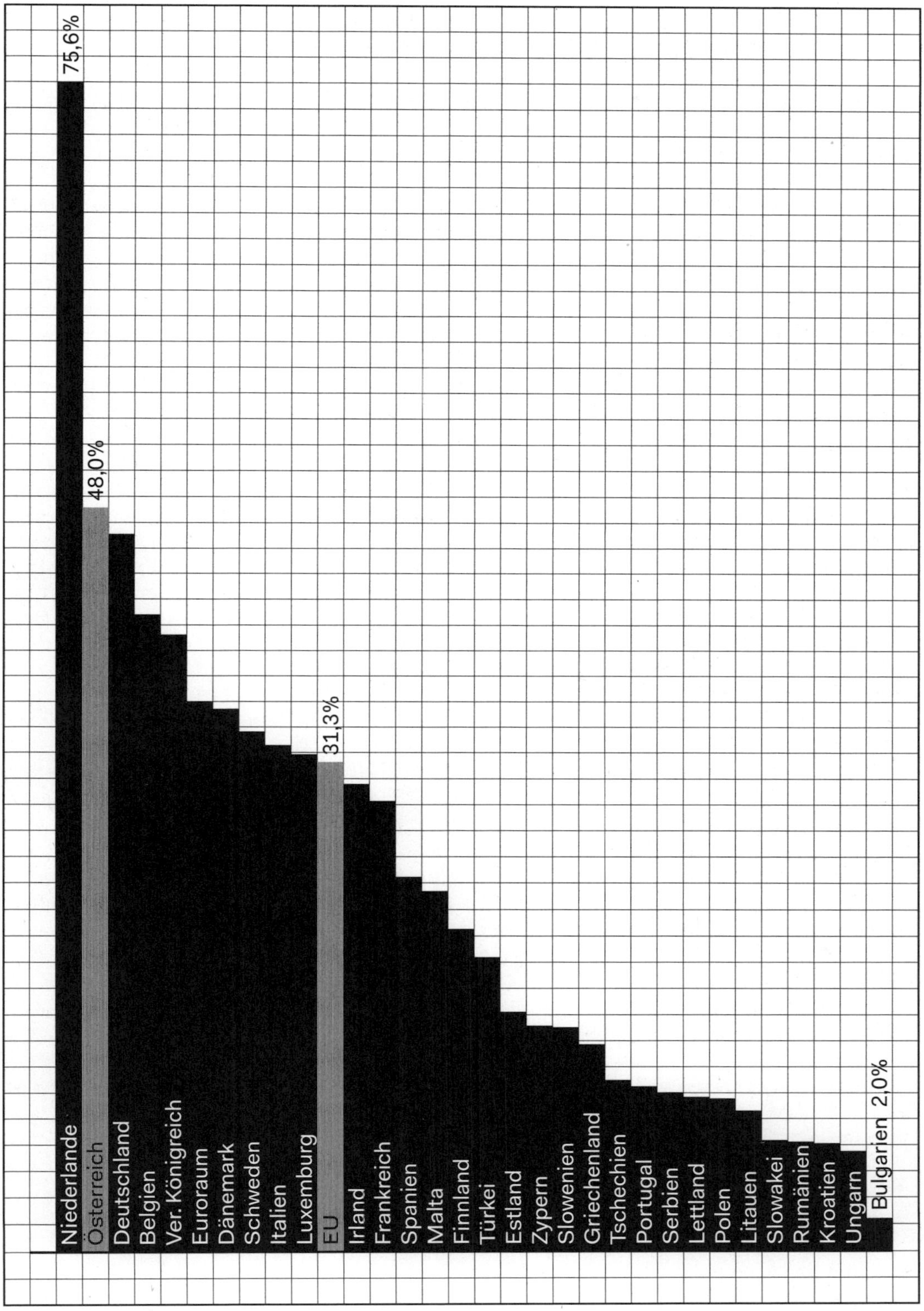

Frauen-Teilzeitquote 2018

Quelle: STATISTIK AUSTRIA, Eurostat

Wie viele Autos sind auf unseren Straßen unterwegs und welche werden wir fahren?

Wem gehören Österreichs Straßen? Welche Rolle spielen Innovationen wie Elektroautos und Hybridantriebe? Und sind hierzulande mehr Lkw oder mehr Traktoren zugelassen?

Viel wird nach den Abgasskandalen verschiedener Autohersteller über die Zukunft der Mobilität diskutiert. Wie viele Autos sind auf Österreichs Straßen eigentlich unterwegs?

Konrad Pesendorfer: Ende Februar 2018 waren in Österreich insgesamt etwas mehr als 4,9 Millionen Personenkraftwagen zugelassen. Dazu kommen aber noch knapp 790.000 Motorräder und Mofas, 477.000 Lkw und Sattelschlepper sowie rund 460.000 Traktoren. Nimmt man Pkw und alle anderen Kraftfahrzeuge zusammen, so haben wir in Österreich insgesamt 6,8 Millionen Kfz.

Und wie lang ist das österreichische Straßennetz insgesamt?

Wir haben in Österreich ein Straßennetz von insgesamt 137.000 Kilometern, wenn man Bundes-, Landes- und alle Gemeindestraßen zusammenzählt. Das Autobahnnetz erstreckt sich über etwas mehr als 1700 Kilometer, seit den 1980er-Jahren hat sich die Länge des Autobahnnetzes mehr als verdoppelt. Allein das Wiener Straßennetz macht 2800 Kilometer aus, darunter befinden sich 43 Autobahn- und zwölf Schnellstraßenkilometer.

Wie lang ist im Vergleich dazu das Schienennetz?

Das Schienennetz erstreckt sich in Österreich über insgesamt knapp 5500 Kilometer, davon sind 3900 elektrifiziert.

Zurück zu den Autos. Überall hört man, dass die Zukunft den Elektroautos gehören wird. Fallen die bei uns bereits ins Gewicht?

Von den insgesamt 4,9 Millionen Pkw in Österreich gab es Ende Februar 2018 gerade einmal 15.447 Pkw mit reinem Elektroantrieb. Beliebter sind Hybridmodelle, wo Elektromotoren mit Verbrennungsmotoren kombiniert sind – davon gibt es in Österreich zurzeit 28.700 zugelassene Pkw. Rechnen wir alle Pkw zusammen, die ausschließlich oder unter anderem einen Elektromotor haben, kommen wir auf einen Anteil von 0,9 Prozent am gesamten Pkw-Fuhrpark.

Das klingt jetzt noch nicht nach einer marktbeherrschenden Stellung.

Nein, aber hier ist es wichtig, sich die Veränderungsraten bei den Neuzulassungen anzusehen. Im Jahr 2017 gab es insgesamt 353.320 Pkw-Neuzulassungen, das bedeutet einen Zuwachs von sieben Prozent gegenüber dem Vorjahr. Die Neuzulassungen benzinbetriebener Pkw, die einen Anteil von 46 Prozent haben, haben 2017 um 24 Prozent zugelegt. Dieselbetriebene Pkw haben zwar nach wie vor mit knapp 50 Prozent den größten Anteil, nahmen aber gegenüber 2016 um sieben Prozent ab. Der Anteil alternativ betriebener Pkw – das sind neben Elektro- auch Erdgas- und kombinierte Antriebe – an den Neuzulassungen war 2017 mit vier Prozent bzw. 14.161 Stück zwar weiterhin vergleichsweise gering, der relative Zuwachs dieser Antriebsgruppe war 2017 allerdings mit 57 Prozent der mit Abstand größte.

Kann man von einem Trend hin zu umweltfreundlicheren, kleineren Autos sprechen?

Seit dem Jahr 2000 nehmen die CO_2-Emissionen pro Kilometer für neu zugelassene Pkw ab. Bei benzinbetriebenen Pkw betrug die Reduktion mehr als 30 Prozent, bei Dieselfahrzeugen knapp 23 Prozent. Gleichzeitig gibt es aber bei den Neuzulassungen leistungsstarker Pkw ab 171 PS gegenüber dem Jahr 2016 die höchsten Zuwachsraten, sie betragen über elf Prozent.

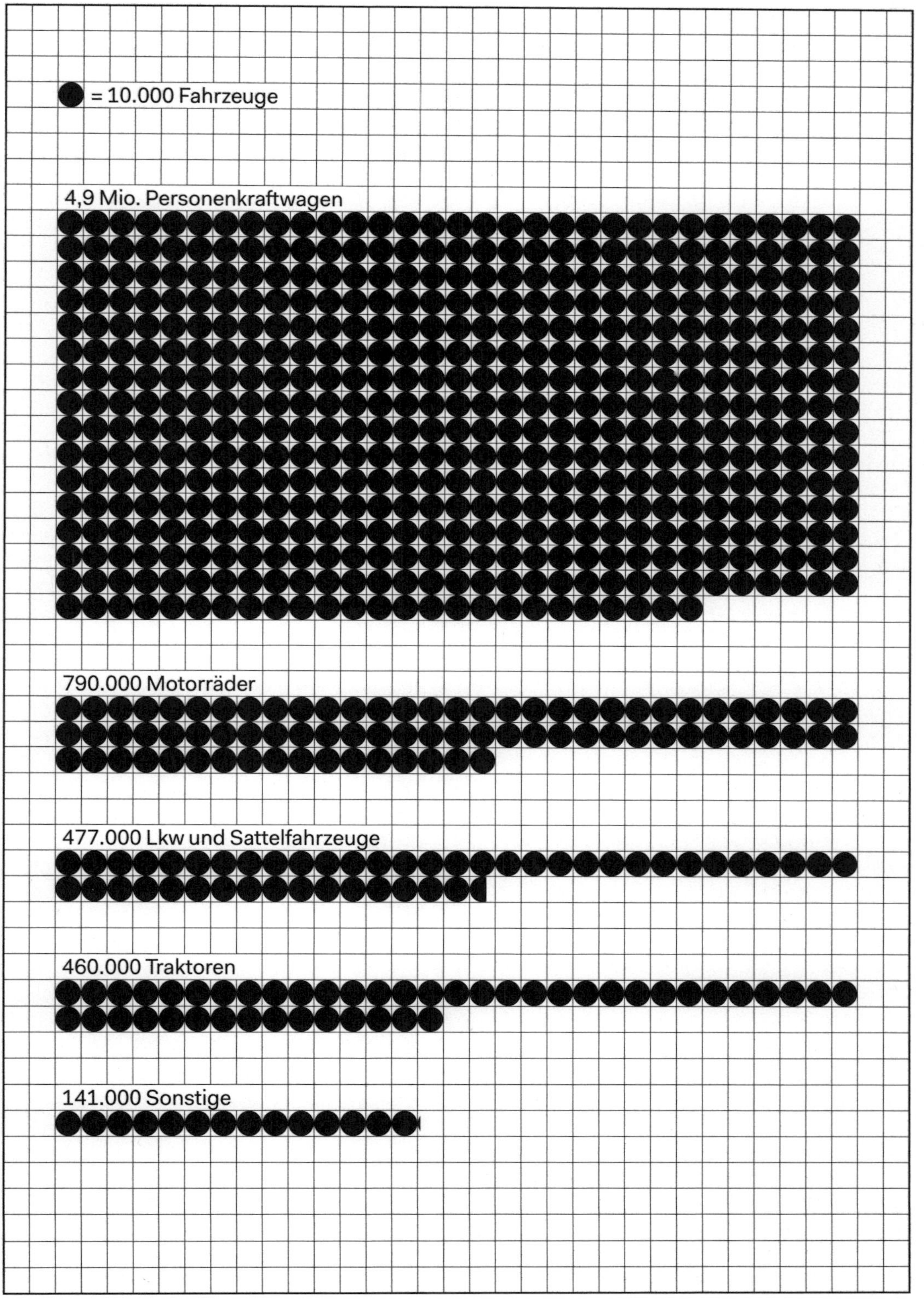

Wie viele Kraftfahrzeuge gibt es in Österreich?

Quelle: STATISTIK AUSTRIA, Kfz-Statistik, Stand Februar 2018, vorläufige Daten.
Rundungsdifferenzen nicht ausgeglichen

Wie viele Kinder kommen im Jahr zur Welt und wie groß sind die Neugeborenen?

Zeit, um über die wirklich wichtigen Dinge des Lebens zu sprechen: Babys.

Wie viele Kinder kommen in Österreich pro Jahr zur Welt?

Konrad Pesendorfer: 2017 hatten wir in Österreich insgesamt 86.900 Lebendgeburten. Nimmt man die 358 Kinder dazu, deren Mütter ihren Hauptwohnsitz in Österreich haben, die ihr Kind aber im Ausland zur Welt brachten, so kommen wir auf eine Zahl von insgesamt 87.258 Geburten.

Ist das im Vergleich zu den letzten zehn Jahren viel oder wenig?

Die absolute Zahl der Geburten steigt seit etwa zehn Jahren wieder an, weil auch die Bevölkerung wächst. 2007 hatten wir beispielsweise 76.250 Geburten. Berücksichtigt man aber das Bevölkerungswachstum, so hatten wir 2007 9,2 Geburten pro 1000 Personen, im Jahr 2017 war der Faktor 9,9 – wir haben also einen leichten Anstieg der Geburten.

Wie hoch ist die Säuglingssterblichkeit?

2017 sind im ersten Lebensjahr 272 Kinder verstorben – das entspricht einer Säuglingssterberate von 3,1 Kindern pro 1000 Lebendgeborenen. Bei der Säuglingssterblichkeit gab es seit den 1970er-Jahren massive Verbesserungen. 1970 stand die Säuglingssterberate noch bei 25,9 Kindern pro 1000 Lebendgeborenen.

Wie viele Kaiserschnitte gibt es?

In Österreich werden rund 30 Prozent der Geburten als Kaiserschnitte vorgenommen, wobei es hier teils deutliche Unterschiede zwischen den Bundesländern gibt. In Salzburg, Vorarlberg und Oberösterreich wird nur bei rund jeder vierten Geburt ein Kaiserschnitt durchgeführt, im Burgenland, in Kärnten und in der Steiermark bei jeder dritten. Insgesamt hat die Kaiserschnittrate seit Mitte der 1990er-Jahre allerdings deutlich zugenommen – damals betrug sie noch zwölf Prozent.

Halten sich die Babys an die neunmonatige Wartefrist?

92 Prozent der lebendgeborenen Kinder kommen nach 37 bis 41 Wochen Schwangerschaft auf die Welt – das sind die sogenannten Termingeborenen. Rund acht Prozent werden vor der 37. Schwangerschaftswoche geboren und nur 0,3 Prozent nach der 42. Schwangerschaftswoche. Die durchschnittliche Schwangerschaft dauert in Österreich 39,3 Wochen.

Wie schwer und groß sind Neugeborene im Durchschnitt?

Das Durchschnittsgewicht aller Lebendgeborenen betrug im Jahr 2016 3314 Gramm, wobei das Gewicht bei Einzel- und Mehrlingsgeburten stark variiert. 94 Prozent der lebendgeborenen Kinder hatten bei der Geburt ein Normalgewicht von 2,5 bis 4,5 Kilogramm. Die durchschnittliche Körperlänge lag bei 50,5 Zentimetern.

Sind Mehrlingsgeburten häufig?

Im Jahr 2016 gab es insgesamt 1362 Mehrlingsgeburten. Der überwiegende Großteil waren Zwillingsgeburten, es gab aber auch 19 Drillings- und zwei Vierlingsgeburten – Letztere in Wien.

Wie beliebt sind Hausgeburten?

98 Prozent aller Geburten finden in einer Krankenanstalt statt. Etwas mehr als ein Prozent – absolut sind das knapp 1100 Geburten – erfolgen am Wohnort der Mutter. 36 Babys konnten es im Jahr 2016 nicht mehr erwarten und sind auf dem Weg ins Spital auf die Welt gekommen.

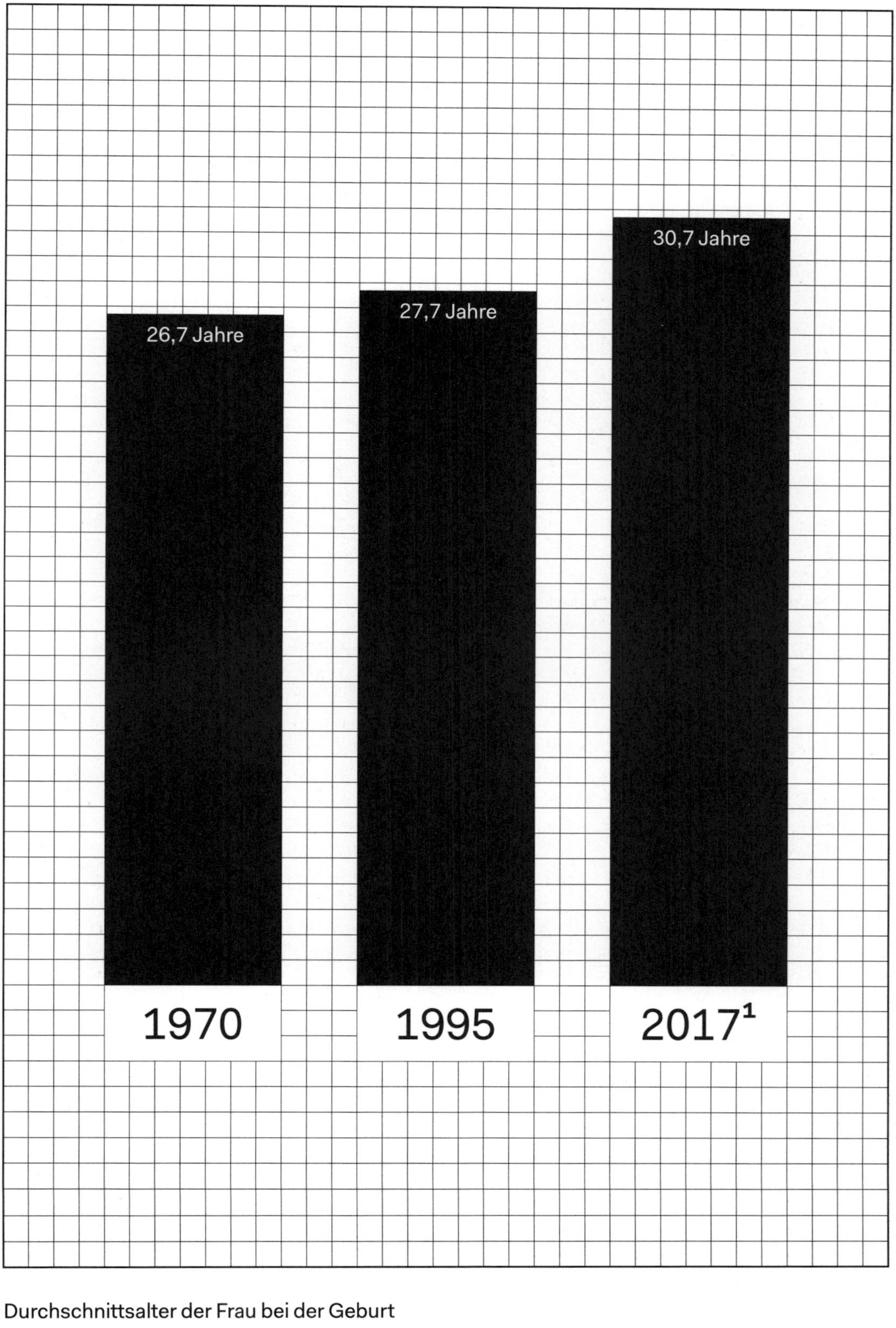

Durchschnittsalter der Frau bei der Geburt

Quelle: STATISTIK AUSTRIA, Statistik der natürlichen Bevölkerungsbewegung.
Ab 2015 inklusive Ereignisse im Ausland von Personen mit Hauptwohnsitz in Österreich. 1) Vorläufige Daten

Wer bildet sich auch noch im Alter fort und was wollen Erwachsene noch lernen?

Kopftuchverbot in Pflichtschulen, Deutschklassen für Kinder, die nicht ausreichend Deutsch sprechen , darüber wird viel geredet. Das Themenfeld Bildung ist allerdings viel breiter. Wie steht es etwa um die Weiterbildung von Erwachsenen?

Wie stark engagieren sich die erwachsenen Österreicher in der Weiterbildung?

Konrad Pesendorfer: Erwachsenenbildung gewinnt zunehmend an Bedeutung. Vor zehn Jahren haben nur 42 Prozent der 25- bis 64-Jährigen die Frage bejaht, ob sie in den letzten zwölf Monaten an einer Aus- oder Weiterbildung teilgenommen haben. Heute sind es bereits 60 Prozent. Bei Männern sind es mit 61 Prozent etwas mehr als bei Frauen mit 59 Prozent.

Und wer unternimmt hauptsächlich Weiterbildungsmaßnahmen?

Wir sehen, dass vor allem die Jüngeren, also die 25- bis 34-Jährigen, zu einem hohen Anteil von über 69 Prozent an Aus- und Weiterbildungen teilnehmen. Dieser Anteil nimmt mit dem Alter kontinuierlich ab und erreicht bei der Gruppe der 55- bis 64-Jährigen nur noch 41 Prozent. Deutliche Unterschiede beim Engagement an der Aus- und Weiterbildung gibt es aber auch abhängig davon, welches Bildungsniveau man erreicht hat oder ob man erwerbstätig ist.

Wo liegen da die Unterschiede?

Personen, die eine Universität oder Akademie abgeschlossen haben, sagen zu 84 Prozent, dass sie in den vergangenen zwölf Monaten eine Aus- oder Weiterbildung gemacht haben. Bei Maturanten sind es 71, bei Lehrlingen 53 und bei Personen, die als höchsten Bildungsabschluss die Pflichtschule haben, sind es nur 31 Prozent. Die bestehenden Bildungsunterschiede werden im Rahmen des lebenslangen Lernens also noch verstärkt.

Und bei den Erwerbstätigen?

Während 68 Prozent der Erwerbstätigen an Aus- und Weiterbildungsmaßnahmen teilnehmen, sind es nur knapp 48 Prozent der Arbeitslosen und 35 Prozent der Nichterwerbspersonen – das sind Personen, die keine Arbeit suchen.

Welche Ausbildungsmaßnahmen werden hauptsächlich gewählt?

Bei den Erwerbstätigen werden 85 Prozent der Kurse, Workshops oder sonstigen Schulungsmaßnahmen aus arbeitsbezogenen Gründen gemacht, bei den Arbeitslosen sind es 76 Prozent. Bei den Nichterwerbspersonen überwiegen mit 73 Prozent die nicht arbeitsbezogenen Gründe. Bemerkenswert ist, dass erwerbstätige Frauen häufiger berufsbezogene Weiterbildungsmaßnahmen in ihrer Freizeit machen als Männer.

Investieren Unternehmen genug in die Weiterbildung ihrer Beschäftigten?

88 Prozent der Unternehmen mit mehr als zehn Beschäftigten bieten ihren Mitarbeitern Weiterbildungsmaßnahmen an. Damit liegt Österreich im europäischen Spitzenfeld. Im EU-Durchschnitt sind es nur 73 Prozent der Unternehmen. Allerdings werden die Weiterbildungsmaßnahmen auch kürzer. In den letzten fünf Jahren wurde die Stundenanzahl, die Beschäftigte durchschnittlich in Kursen verbringen, von 30 auf 23 Stunden reduziert.

Gibt es Unterschiede zwischen den Unternehmen?

Vor allem große Unternehmen ermöglichen ihren Mitarbeitern die Teilnahme an Weiterbildungskursen. 55 Prozent der Beschäftigten von Unternehmen mit mehr als 250 Mitarbeitern haben Weiterbildungskurse besucht, während es bei kleineren Unternehmen mit zehn bis 49 Beschäftigten nur 35 Prozent waren.

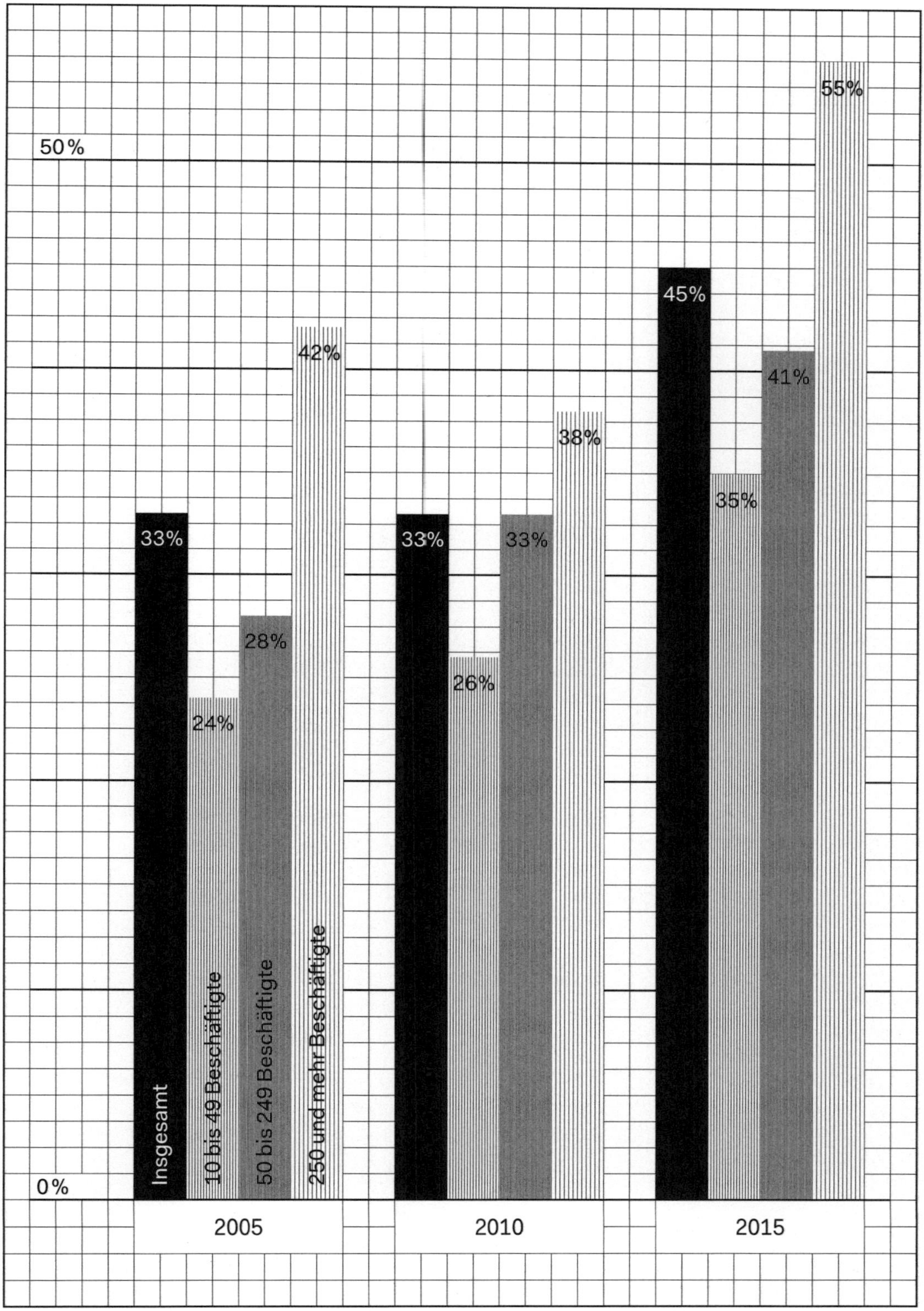

Wie sehen die Teilnahmequoten an betrieblichen Weiterbildungskursen nach Unternehmensgröße aus?

Quelle: STATISTIK AUSTRIA, Erwachsenenbildungserhebung (AES). Von 25- bis 64-Jährigen in den letzten zwölf Monaten vor der Befragung

Wie viel Wein trinken wir, wo kommt er her und was ist ein guter Jahrgang?

Rot oder weiß? Wo kommt unser Wein her, und wie gut ist er?

Wie viel Wein wird in Österreich jährlich produziert?

Konrad Pesendorfer: Im Jahr 2017 wurde in Österreich eine Weinernte von 2,5 Millionen Hektolitern eingebracht. Damit war 2017 ein starkes Erntejahr. Gegenüber dem Vorjahr bedeutet das ein Plus von 27 Prozent – und auch die durchschnittliche Erntemenge der letzten fünf Jahre wird damit um 15 Prozent übertroffen.

Und wie wird die Qualität des Jahrgangs 2017 eingeschätzt?

Im letzten Jahr hatten wir über eine längere Periode sehr sonnige Witterungsbedingungen, was sich positiv auf die Qualität des Weins auswirken sollte. Der Spätfrost zu Jahresbeginn hat weniger Schäden zurückgelassen als im Jahr 2016, und nach dem dürren und heißen Juni und Juli sind vor der Ernte noch starke Niederschläge dazugekommen. Die Rahmenbedingungen waren letztlich also ganz gut.

Wie ist das Produktionsverhältnis zwischen Rot- und Weißwein?

In Österreich wird zu zwei Dritteln Weißwein und einem Drittel Rot- und Roséwein produziert. Insgesamt wurden also knapp 1,7 Millionen Hektoliter Weißwein und 0,8 Millionen Hektoliter Rot- und Roséwein geerntet. Rotwein konnte im Jahr 2017 mit einem Zuwachs von 53 Prozent gegenüber dem Vorjahr die großen Ernteausfälle des Jahres 2016 wieder kompensieren. Weißwein hatte einen Zuwachs von 17 Prozent.

Wie wichtig ist den Weinbauern die Qualität?

Sehr wichtig. In Österreich wird zu 94 Prozent Qualitäts- und Prädikatwein produziert, fünf Prozent sind Landwein oder Sturm und ein Prozent entfällt auf Most.

Wo liegen in Österreich die wichtigsten Weinbaugebiete?

59 Prozent der österreichischen Weinernte oder 1,5 Millionen Hektoliter werden in Niederösterreich eingefahren. Das wichtigste Weinbaugebiet in Niederösterreich ist das Weinviertel. Der zweitwichtigste Produzent ist das Burgenland mit 29 Prozent der Weinernte und der Neusiedler-See-Region als wichtigstem Weinbaugebiet. An dritter Stelle liegt die Steiermark mit zehn Prozent der Weinernte und der Südsteiermark als wichtigstem Weinbaugebiet. Während in Niederösterreich zu drei Vierteln und in der Steiermark zu 80 Prozent Weißwein produziert wird, überwiegt im Burgenland mit 58 Prozent die Rotweinproduktion.

Wie viel Wein wird in Wien produziert?

In Wien wurden 2017 etwas mehr als 26.000 Hektoliter produziert, was einem Anteil von einem Prozent an der gesamten Weinernte entspricht. Der Weißweinanteil überwiegt auch hier mit 81 Prozent.

Wie viel Wein wird ins Ausland exportiert?

In den vergangenen fünf Jahren wurden pro Jahr im Durchschnitt 0,5 Millionen Hektoliter exportiert und 0,8 Millionen Hektoliter importiert. Die wichtigsten Exportdestinationen für österreichischen Wein sind dabei Deutschland und die Schweiz. Am meisten Wein haben wir 2017 aus Italien und Deutschland, gemessen am Importwert aus Italien und Frankreich, importiert.

Das heißt, wir trinken das meiste selbst.

So kann man es sagen. In Österreich werden pro Kopf durchschnittlich knapp 28 Liter Wein im Jahr konsumiert. Zu Beginn der 1980er-Jahre waren es noch durchschnittlich knapp 35 Liter pro Jahr.

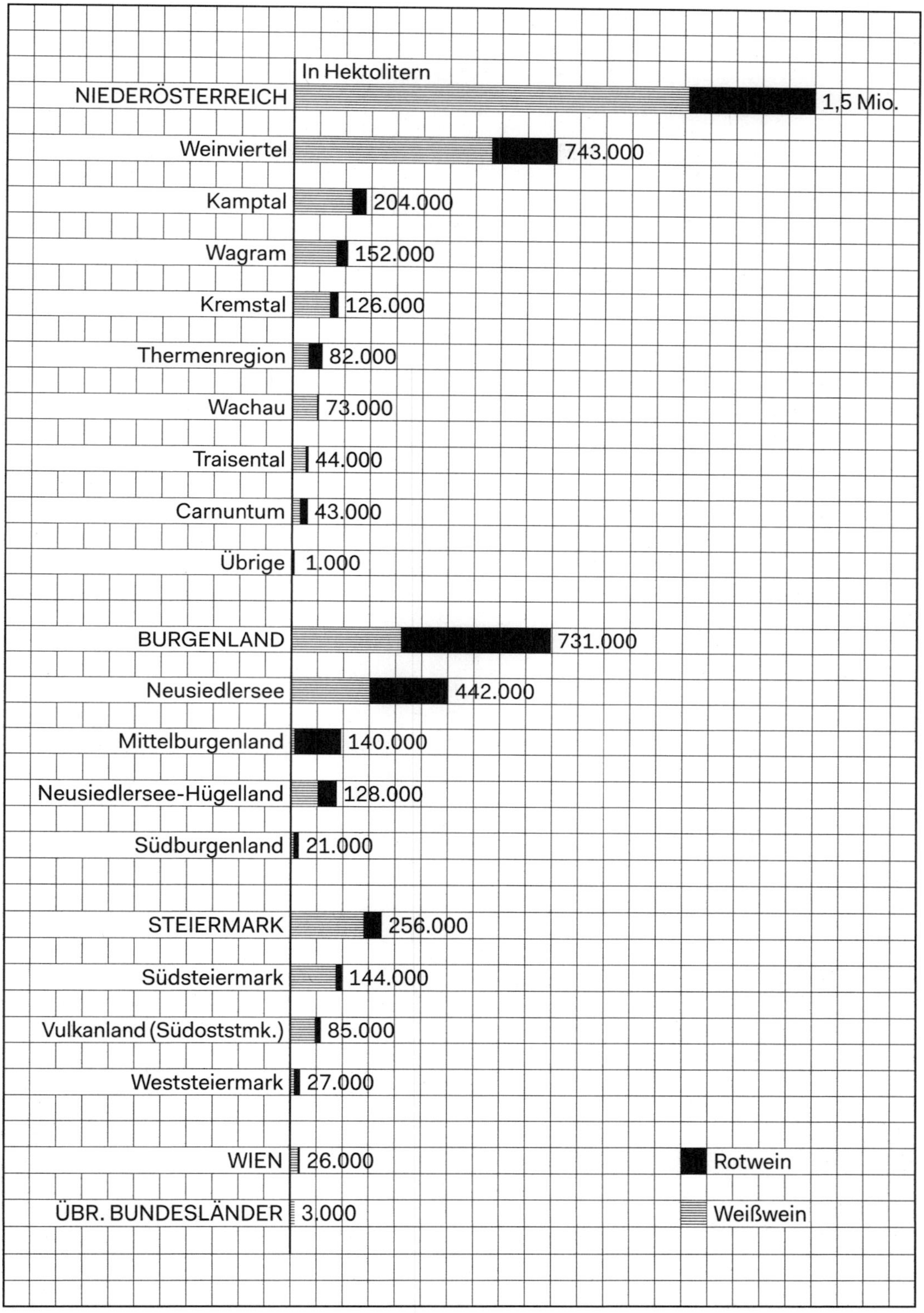

Wie verteilte sich die Weinernte 2017 auf Österreichs Weinbaugebiete?

Quelle: STATISTIK AUSTRIA, Ernteerhebung. Bundesministerium für Nachhaltigkeit und Tourismus (BMNT)

Wie weit ist die Digitalisierung vorangeschritten und wer nutzt das Netz nicht?

Wie sieht der Stand der Digitalisierung in Österreich aus? Wo hat sich das Internet durchgesetzt, wer nutzt es nicht und was kaufen wir am häufigsten online?

Wie digitalisiert ist die Kommunikation der Österreicherinnen und Österreicher eigentlich?

Konrad Pesendorfer: Was den Besitz von Computern und den Internetzugang betrifft, sind die Österreicher bereits sehr gut digitalisiert. Hatte zu Beginn der 2000er-Jahre gerade jeder dritte Haushalt in Österreich Zugang zum Internet, so sind es heute bereits neun von zehn Haushalten. 88 Prozent der heimischen Haushalte sind mit einer Breitbandverbindung ausgestattet. In 85 Prozent der Haushalte ist heute ein Computer vorhanden – vor 15 Jahren war das in weniger als der Hälfte der Haushalte der Fall.

Gibt es hier Unterschiede zwischen den verschiedenen Haushalten?

Unsere Daten zeigen, dass die Haushalte, in denen mehrere Erwachsene oder Familien mit Kindern leben, fast flächendeckend ans Internet angebunden sind. Bei den Einpersonenhaushalten haben immerhin 19 Prozent keinen Internetzugang. Was die Internetnutzung betrifft, gibt es ein deutliches Altersgefälle.

Die Jungen sind stärker online?

Genau. Die 16- bis 44-Jährigen bejahen die Frage, ob sie in den letzten zwölf Monaten das Internet genutzt haben, zu fast 100 Prozent. Mit zunehmendem Alter wird dieser Anteil aber geringer. Frauen ab 65 Jahren surfen nur zu 44 Prozent im Internet, Männer derselben Altersgruppe zu mehr als 60 Prozent. Bei den jüngeren Altersgruppen gibt es in Bezug auf die Nutzung des Internets so gut wie keine erkennbaren Unterschiede im Hinblick auf das Geschlecht.

Wie steigen die Menschen ins Internet ein, wenn sie unterwegs sind?

Hauptsächlich mit dem Smartphone und über ein Mobilfunknetz – bei den Jungen sind dies deutlich über 90 Prozent. Tablets, Laptops und Wifi-Verbindungen werden auch genutzt, aber weniger stark.

Was machen die Österreicherinnen und Österreicher hauptsächlich im Internet?

Das Lesen und Schreiben von E-Mails oder sonstigen Textnachrichten ist die Hauptbeschäftigung. Abgesehen davon sind die Jungen zu über 90 Prozent in sozialen Netzwerken aktiv. Sie lesen Onlinenachrichten, -zeitungen und -magazine und ab circa 35 Jahren kommen auch noch die Internet-Banking-Aktivitäten dazu. Beliebt sind auch die Informationssuche und das Shoppen im Internet.

Und was kaufen die Menschen im Internet?

Am beliebtesten sind Kleidung, Sportartikel sowie Urlaubsbuchungen, aber auch Bücher, Zeitungen und E-Books. Allerdings gibt es deutliche Geschlechterunterschiede: Drei von vier Frauen kaufen Kleidung ein, bei Männern sind es 57 Prozent. Männer kaufen dafür mit 44 Prozent häufiger elektronische Geräte online als Frauen mit 23 Prozent.

Wie sieht es mit den digitalen Kompetenzen aus?

Von den 5,7 Millionen Internetnutzern verwenden vor allem die Jungen im Alter von 16 bis 24 Jahren zu 43 Prozent das Internet für Onlinelernmaterialien und 20 Prozent dieser Altersgruppe kommuniziert mit Lehrenden oder Kollegen über Lernplattformen. Bei den älteren Altersgruppen sind diese Anteile deutlich geringer. 17 Prozent programmieren mithilfe einer Programmiersprache – über alle Altersgruppen gerechnet sind das nur etwa acht Prozent.

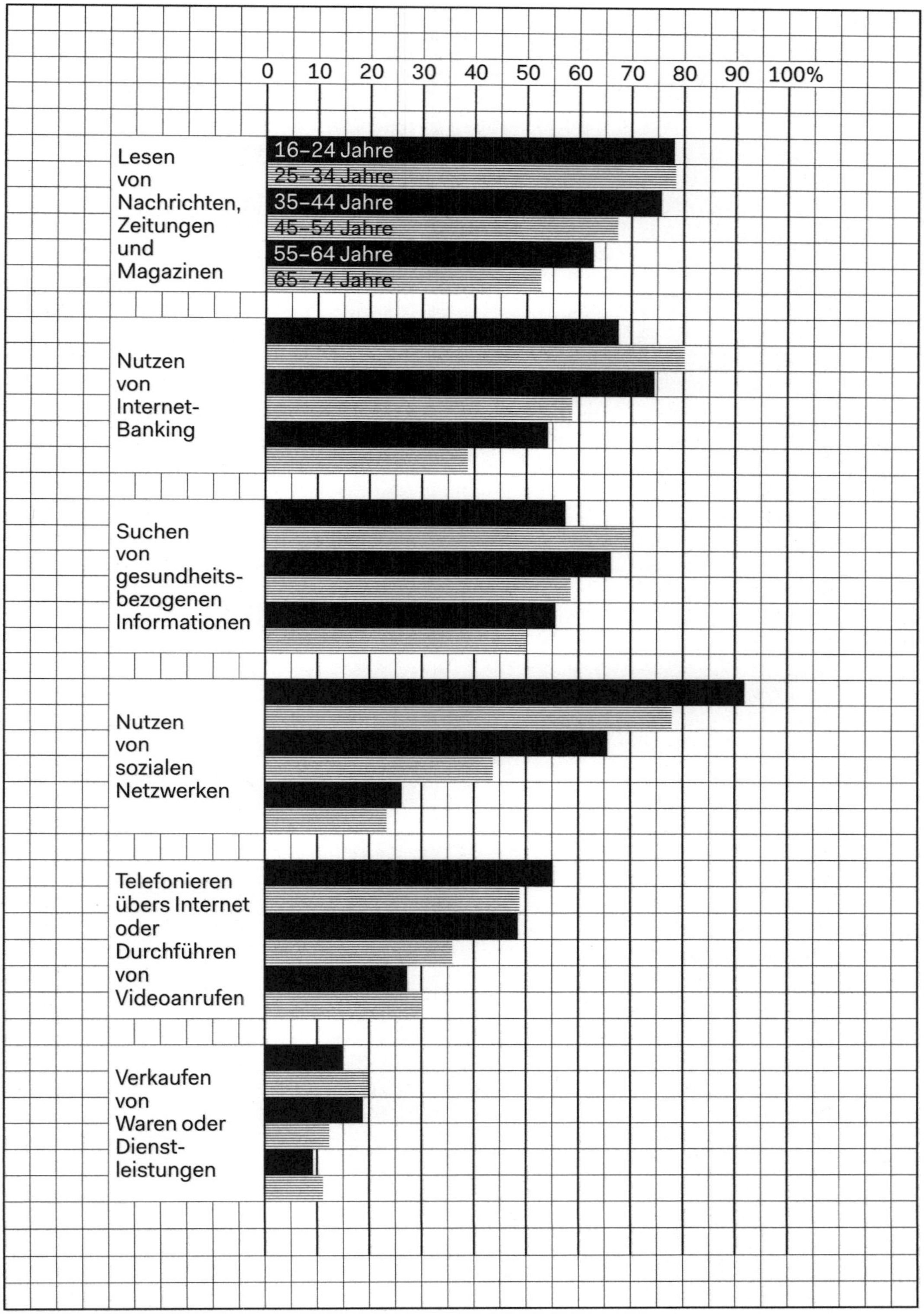

Zu welchen Zwecken wurde das Internet genutzt?[1]

Quelle: STATISTIK AUSTRIA, Europäische Erhebung über den IKT-Einsatz in Haushalten 2017.
Befragungszeitpunkt: April bis Juni 2017. 1) In % der Personen mit Internetnutzung in den letzten drei Monaten

Wer ist in Österreich armutsgefährdet und wie lässt sich Armut überhaupt messen?

Österreich ist ein reiches Land. Trotzdem gibt es auch bei uns arme Menschen. Welche Gruppen in Österreich am stärksten gefährdet sind und wie die Wissenschaft Armut misst.

Vor kurzem hat die Statistik Austria – wie jedes Jahr – die aktuellen Daten zur Armutsgefährdung veröffentlicht. Was sagen uns die Zahlen?

Konrad Pesendorfer: Der wichtigste Eckwert für das Jahr 2018 zeigt eine Armuts- oder Ausgrenzungsquote in Österreich von 17,5 Prozent der Bevölkerung, das entspricht etwas mehr als 1,5 Millionen Personen. Im EU-Vergleich liegen wir damit recht gut – dort beträgt die Quote über 22 Prozent.

Wie wird das ermittelt?

Wir müssen EU-weit vergleichbare Statistiken erstellen und halten uns an die europäischen Definitionsvorgaben. Diese betrachten drei Dimensionen von Armuts- oder Ausgrenzungsgefährdung: erstens die Einkommensarmut, zweitens die sogenannte materielle Deprivation und drittens die geringe Teilhabe von Haushalten am Erwerbsleben.

1,5 Millionen Personen erscheinen viel für ein reiches Land wie Österreich.

Das hängt mit der sehr breiten Definition zusammen. 1,5 Millionen Personen sind von mindestens einer der drei Dimensionen betroffen. Wenn wir uns die Gruppe ansehen, die von mindestens zwei der drei Dimensionen betroffen ist, so waren dies 2018 367.000 Personen oder vier Prozent der Bevölkerung. Von allen drei Dimensionen waren 82.000 Personen betroffen.

Warum wird Armut so kompliziert gemessen?

Weil das Thema Armut und soziale Ausgrenzung sehr komplex ist. Einerseits geht es um die Frage, wie viel man sich leisten kann – dazu dient das Maß der materiellen Deprivation. Hier fragen wir zum Beispiel, ob man es sich leisten kann, unerwartete Ausgaben zu tätigen, die etwas mehr als 1100 Euro ausmachen, oder ob man mindestens einmal im Jahr auf Urlaub fahren kann. Menschen, die sich mindestens vier von neun grundlegenden Bedürfnissen nicht leisten können, gelten als materiell depriviert – das waren im Jahr 2018 243.000 Personen.

Wann gilt man als armutsgefährdet?

Wenn das Haushaltseinkommen weniger als 60 Prozent des mittleren Haushaltseinkommens beträgt, wobei wir hier bereits alle Einkünfte und Sozialtransfers mitberücksichtigen. Mit diesem relativen Armutsmaß kann man auch die Ausgrenzungsgefährdung in einer Gesellschaft messen – in wohlhabenderen Ländern wie Österreich liegt die Armutsgefährdungsschwelle höher als in Ländern mit einem im Mittel geringen Einkommen. 1,2 Millionen Personen fallen in Österreich unter diese Schwelle.

Und warum das Maß der Erwerbsbeteiligung?

Erwerbsarbeit ist sowohl eine Einkommensquelle als auch eine ganz wichtige Form sozialer Integration. In die Kategorie von Haushalten mit geringer Erwerbsintensität fallen jene Haushalte, deren Erwerbspotenzial übers gesamte Jahr zu weniger als 20 Prozent ausgeschöpft ist. Davon sind in Österreich 480.000 Personen im Alter bis 59 Jahre betroffen.

Für welche Gruppen ist das Armuts- und Ausgrenzungsrisiko am höchsten?

Am gefährdetsten sind Menschen in Langzeitarbeitslosigkeit mit einer Armuts- oder Ausgrenzungsquote von 76 Prozent. Personen, die keine EU-Staatsbürgerschaft haben, sind zu 46 Prozent betroffen, Alleinerziehende zu 44 Prozent.

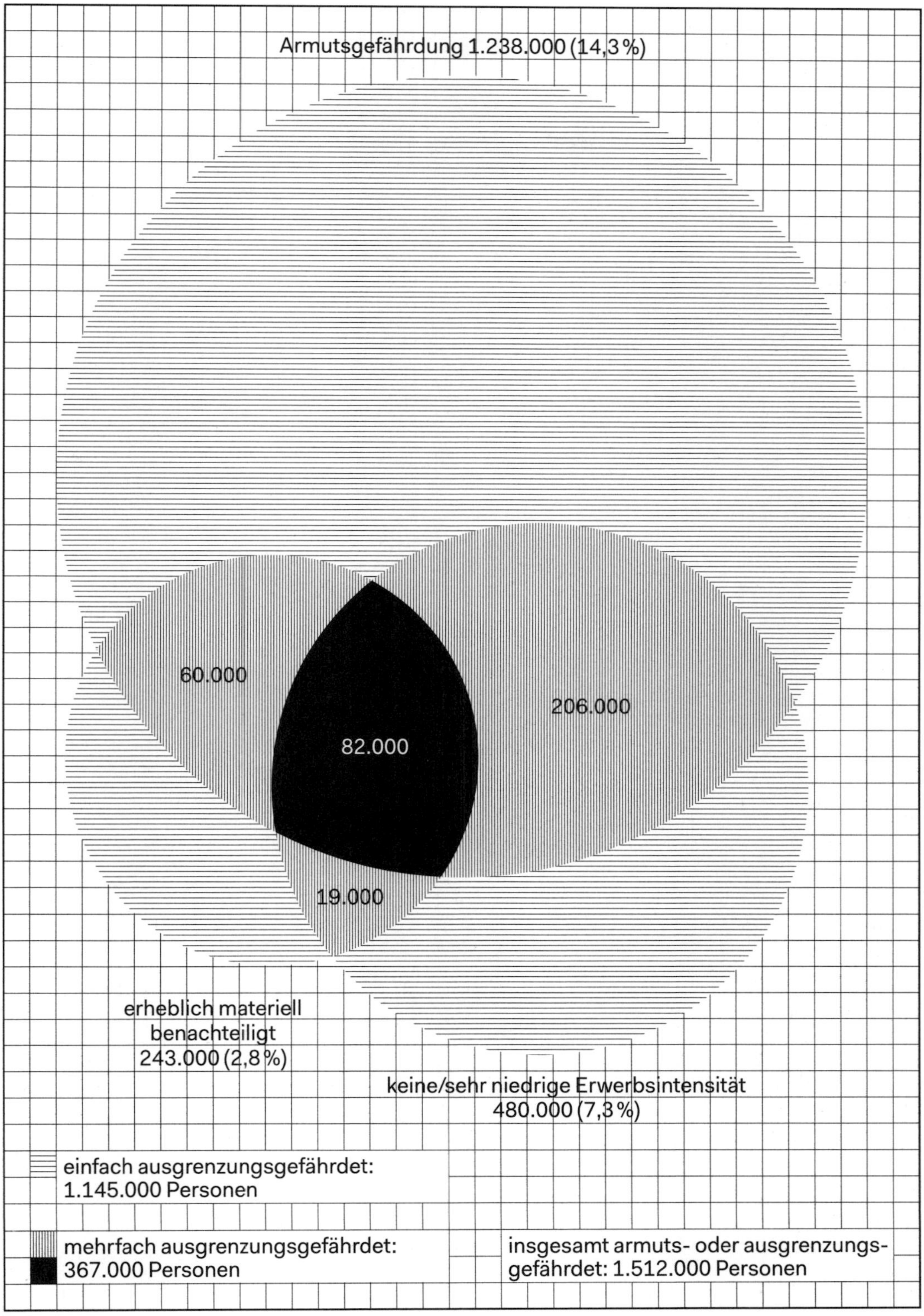

Armuts- oder Ausgrenzungsgefährdung 2018

Quelle: STATISTIK AUSTRIA, EU-SILC 2018

Steigt das Krebsrisiko in Österreich? Und wie hoch sind die Überlebenschancen?

Kaum eine Krankheit ist so gefürchtet wie Krebs. Und kaum jemand in Österreich kann sich so glücklich schätzen, keine Verwandten oder Bekannten zu haben, die an Krebs erkrankt sind. Trotz der großen Verbreitung ist das Thema nach wie vor ein Tabu. Zeit, es zu brechen.

Wie viele Menschen leben in Österreich mit einer Krebsdiagnose?

Konrad Pesendorfer: Zum Jahresende 2015 – das sind die letztverfügbaren Zahlen – waren es in Österreich rund 340.800 Personen, die Krebs hatten. Das entspricht 39 von 1000 Personen. Frauen hatten mit 53 Prozent einen etwas höheren Anteil als Männer mit 47 Prozent.

Wie viele Krebs-Neuerkrankungen gab es zuletzt und wie viele sterben daran?

Im Jahr 2015 gab es knapp 40.000 Neuerkrankungen, wobei Männer mit 21.000 Neuerkrankungen etwas stärker betroffen waren als Frauen mit 19.000 Neuerkrankungen. Bei 20.000 Personen hat ihre Krebserkrankung zum Tod geführt. Damit sind Krebserkrankungen für etwa ein Viertel der jährlichen Todesfälle in Österreich verantwortlich.

Welche Krebsarten sind die häufigsten?

Bei den Frauen ist mit 29 Prozent der Neuerkrankungen der Brustkrebs die am weitesten verbreitete Krebsform, bei den Männern ist es mit 23 Prozent der Prostatakrebs. Danach folgen sowohl bei Männern als auch bei Frauen Lungen- und Darmkrebs an zweiter und dritter Stelle.

Steigt das Risiko, an Krebs zu erkranken?

In den zehn Jahren bis 2015 ist bei den Männern die Krebs-Neuerkrankungsrate, genauso wie die Sterberate, um 15 Prozent zurückgegangen. Bei Frauen hat der Rückgang bei der Neuerkrankungsrate im selben Zeitraum sieben Prozent betragen und die Krebs-Sterberate ist um zehn Prozent gesunken. Das Risiko für Männer, bis zu ihrem 75. Lebensjahr an einem bösartigen Tumor zu erkranken, liegt bei 32 Prozent, im Jahr 2000 waren das noch 40 Prozent. Bei Frauen ist das Risiko über diesen Zeitraum praktisch stabil geblieben und liegt bei 24 Prozent.

Wie hoch sind die Überlebenschancen nach einer Krebsdiagnose?

Das hängt einerseits davon ab, wie fortgeschritten der Krebs bei der Erstdiagnose bereits ist, und andererseits davon, um welche Krebsart es sich handelt. Über alle Krebsarten hinweg gerechnet beträgt die Wahrscheinlichkeit, nach der ersten Krebsdiagnose noch fünf Jahre oder länger zu leben, in Österreich 61 Prozent. Anfang der 1990er-Jahre lag diese Wahrscheinlichkeit noch bei 50 Prozent. Dabei entspricht ein Wert von 100 Prozent der Überlebenswahrscheinlichkeit der Gesamtbevölkerung.

Wie werden sich die Krebserkrankungen in Österreich weiterentwickeln?

Die Prognosen der Statistik Austria zeigen, dass die Anzahl der Krebskranken von derzeit knapp 341.000 bis zum Jahr 2030 auf knapp 460.000 Personen anwachsen wird. Der Anteil der krebskranken Personen wird damit im Jahr 2030 bei etwa 4,9 Prozent liegen, zur Jahrtausendwende waren es noch 2,4 Prozent.

Was ist für diesen Anstieg verantwortlich?

Einerseits liegt es daran, dass wir in einer alternden Gesellschaft leben – wenn es mehr alte Menschen gibt, gibt es auch mehr Krebskranke. Andererseits gelingt es uns, durch den medizinischen Fortschritt die Überlebenschancen von krebskranken Menschen zu verbessern. Diese beiden Faktoren wirken stärker als das – vor allem bei den Männern – über die Zeit sinkende Risiko, an Krebs zu erkranken.

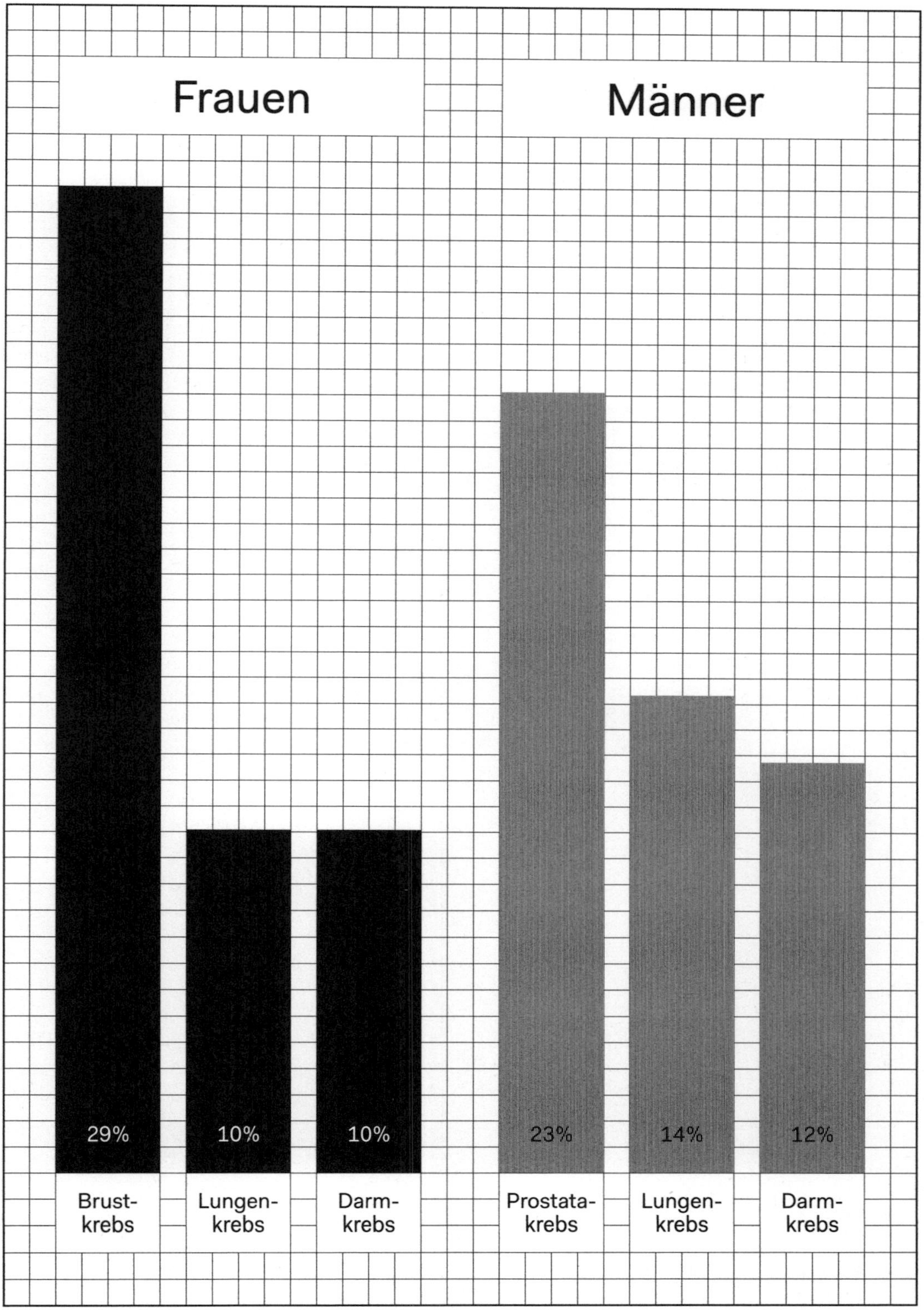

Welche Krebsarten waren 2015 am häufigsten?

Quelle: STATISTIK AUSTRIA, Österreichisches Krebsregister (Stand: 06.12.2017) und Todesursachenstatistik, Prognose der Krebsprävalenz bis 2030 (2017)

Wann ziehen in Österreich die Kinder aus? Und wie viele Hausfrauen gibt es bei uns?

Wer geht in Österreich eigentlich arbeiten und wer bleibt zu Hause? Und wer kann sich das Ausziehen aus dem Hotel Mama leisten? Wie viele Hausfrauen gibt es, und wer ist dafür verantwortlich, dass in letzter Zeit die Erwerbstätigenquote stieg?

Dem Arbeitsmarkt geht es momentan sehr gut und immer mehr Menschen sind in Beschäftigung.

Konrad Pesendorfer: Das ist richtig. Die Erwerbstätigenquote der 15- bis 64-Jährigen ist in den letzten 20 Jahren von unter 68 Prozent auf zuletzt 72 Prozent angestiegen. Während Männer zwar ein höheres, aber über diesen Zeitraum sehr stabiles Niveau der Erwerbstätigkeit von um die 76 Prozent aufweisen, ist der Anstieg der Erwerbstätigenquote fast ausschließlich auf eine stärkere Beteiligung von Frauen am Arbeitsmarkt zurückzuführen.

Wie hoch ist die Quote bei den Frauen?

Im Jahr 2017 lag sie bei 68 Prozent – 20 Jahre davor war sie noch um zehn Prozentpunkte niedriger.

Was wissen wir über Menschen, die gar nicht arbeiten?

Wir haben die Gruppe der sogenannten Nicht-Erwerbspersonen näher untersucht und uns dabei auf die Kerngruppe der 20- bis 54-Jährigen, also jener Personen, die im erwerbsfähigen Alter sind, konzentriert. Damit klammern wir zu einem guten Teil Menschen aus, die noch in Ausbildung stehen oder auch vorzeitig in Pension gehen. Bei dieser Altersgruppe sehen wir, dass drei Prozent bei den Männern und 4,4 Prozent bei den Frauen in den letzten sieben Jahren gar nicht gearbeitet haben.

Was machen diese Menschen?

Die Gruppe der Nicht-Erwerbspersonen ist sehr heterogen. Das sind Privatiers genauso wie Hausfrauen oder Menschen, die auch im fortgeschrittenen Alter noch bei ihren Eltern leben.

In welchem Alter verlassen die Menschen in Österreich durchschnittlich das Elternhaus?

Männer ziehen im Durchschnitt mit 26 Jahren aus dem Elternhaus aus, Frauen mit 24,5. Damit liegen wir etwas unter dem EU-Durchschnitt, wo es 27 Jahre bei Männern und 25 Jahre bei Frauen sind. Am frühesten verlassen die Schwedinnen und Schweden ihr Elternhaus, nämlich mit durchschnittlich 21 Jahren. Am längsten bleiben mit 32 Jahren die Malteser und Kroaten bei den Eltern.

Das sind aber nicht alles Nicht-Erwerbspersonen.

Nein, aber wir sehen, dass der Anteil der Personen, die noch bei den Eltern wohnen, bei den Nicht-Erwerbspersonen deutlich höher ist als bei den Erwerbspersonen. So leben 47 Prozent der nicht erwerbstätigen Männer im Alter von 20 bis 54 Jahren noch bei den Eltern, während das bei den erwerbstätigen Männern knapp 23 Prozent sind. Dieser Anteil ist bei Jüngeren wesentlich höher als bei Älteren.

Und bei den Frauen?

Bei Frauen ist der Unterschied nicht so deutlich. Dort liegen die Anteile bei den nicht erwerbstätigen Frauen bei 21 Prozent und bei den erwerbstätigen bei 14 Prozent. Bei den nicht erwerbstätigen Frauen überwiegen die Hausfrauen.

Wie hoch ist der Anteil der Hausfrauen in Österreich?

Der Hausfrauenanteil lag 2016 bei den 20- bis 54-Jährigen bei sechs Prozent. Anfang der 1970er-Jahre lag er noch bei 40 Prozent, seither geht er kontinuierlich zurück. Der Anteil ausschließlicher Hausmänner an der Gesamtbevölkerung ist in Österreich signifikant nicht messbar.

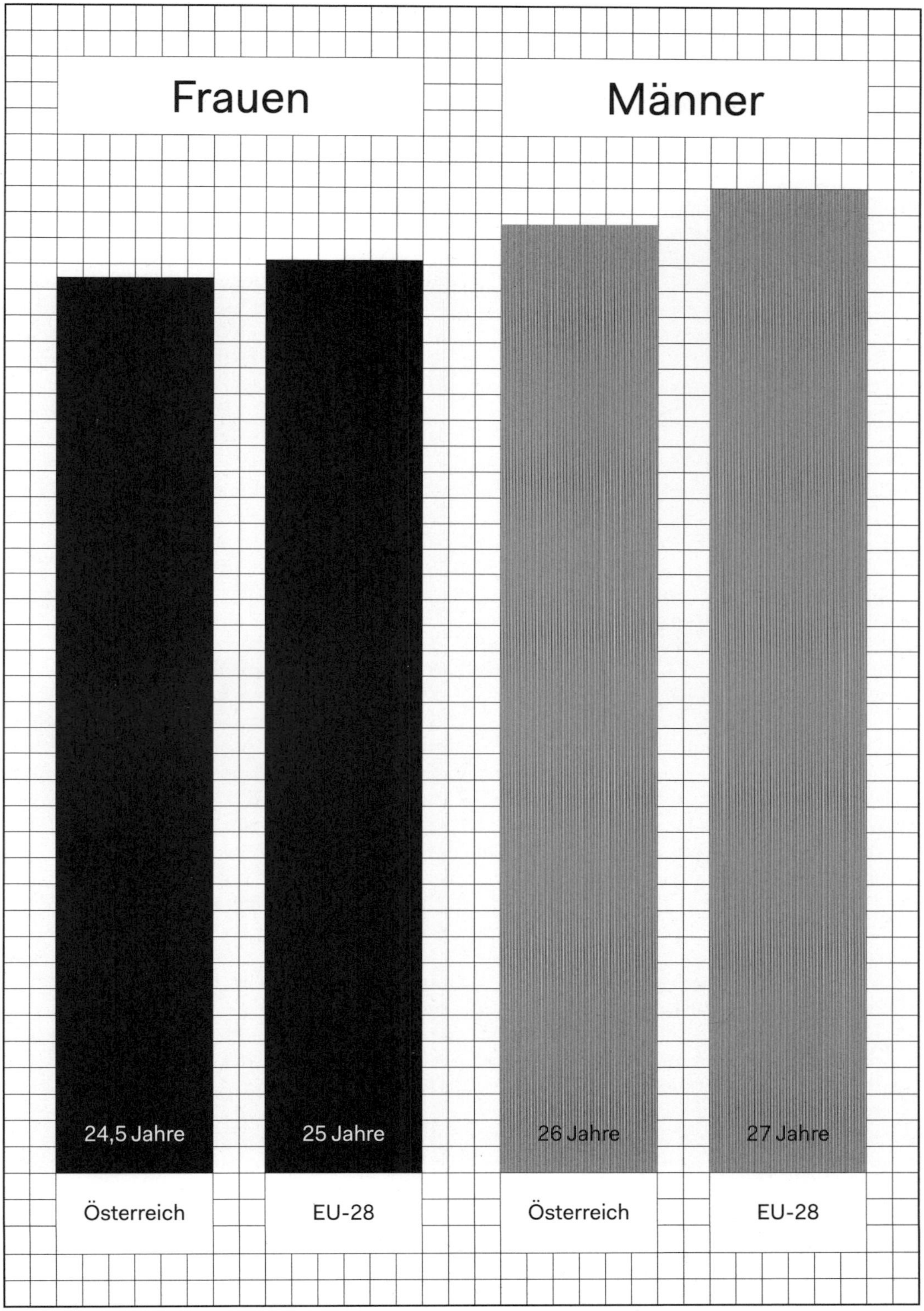

In welchem Alter ziehen Kinder im Schnitt von zu Hause aus?[1]

Quelle: STATISTIK AUSTRIA. 1) Eurostat 2017

Mit welcher Ausbildung bekommt man am schnellsten einen Job?

Wie lange sind Absolventen auf Jobsuche? Und bringt ein Lehrabschluss einen höheren Verdienst als die AHS-Matura?

Es heißt immer, dass Bildung wichtig ist, um im Leben etwas zu erreichen. Gibt es Zahlen dazu, die das auch belegen?

Konrad Pesendorfer: Wir besitzen aus Verwaltungsdaten sehr genaue Informationen über Bildungswege, die Menschen einschlagen, und darüber, welche Abschlüsse sie machen und wie es ihnen danach am Arbeitsmarkt geht.

Sie meinen, das sind keine Befragungsdaten?

Nein, das sind Bildungs- und Erwerbsverläufe, die tatsächlich von in Österreich lebenden Menschen eingeschlagen wurden und werden – die zu diesem Bereich vorliegenden Informationen sind daher auch wirklich sehr gut.

Gibt es da nicht Probleme mit dem Datenschutz?

Wir bekommen die Daten vollkommen anonymisiert und ohne Namen und können die Informationen aus verschiedenen Registern nur mithilfe eines Codes miteinander verknüpfen. Der Datenschutz bleibt zu jeder Zeit gewahrt.

Was sagen die Ergebnisse?

Wir haben Daten von Personen analysiert, die ihren Bildungsweg zwischen 2008 und 2014 abgeschlossen haben, und dann beobachtet, wo sie 18 Monate danach standen. 92 Prozent der Schüler, die die Pflichtschule abgeschlossen hatten, standen 18 Monate danach weiter in Ausbildung. Wenn sie eine Arbeit suchten, dauerte es im Durchschnitt sieben Monate, bis sie ihren ersten Job fanden. Personen mit einem Universitätsabschluss suchen hingegen durchschnittlich etwas mehr als zwei Monate, bevor sie ihren ersten Job aufnehmen.

Und wie ist das bei Menschen, die Matura gemacht haben?

Für 81 Prozent ist die AHS-Matura nur eine Zwischenetappe auf ihrem Bildungsweg, diese Personen stehen 18 Monate nach der Matura weiter in Ausbildung. Der Weg zum ersten Job dauert durchschnittlich etwas mehr als ein halbes Jahr, wenn man nur AHS-Matura hat.

Wer findet schnell einen Job?

Neben den Akademikern funktioniert der Übergang zum Arbeitsmarkt auch für Lehrlinge sehr gut – für diese dauert es nach dem Lehrabschluss circa zwei Monate bis zum ersten Job. Nur fünf Prozent hängen nach der abgeschlossenen Lehre noch eine weitere Ausbildung an.

Was verdienen die Menschen mit unterschiedlichen Ausbildungen?

Der Bruttomonatsverdienst ist 18 Monate nach Bildungsabschluss für die Akademiker mit durchschnittlich 2900 Euro am höchsten, danach kommen gleich die Lehrlinge – diese verdienen anderthalb Jahre nach Lehrabschluss im Schnitt 2000 Euro brutto. Am schlechtesten sind die Durchschnittsverdienste bei Personen mit maximal Pflichtschulabschluss mit 700 Euro, gefolgt von Personen mit AHS-Matura mit 1500 Euro.

Für wen ist das Arbeitslosigkeitsrisiko am höchsten?

Generell ist das Risiko, arbeitslos zu werden, umso höher, je niedriger der Bildungsabschluss ist. Von Personen, die nach der Pflichtschule keine Ausbildung mehr gemacht haben, sind nach 18 Monaten 58 Prozent arbeitslos, bei Lehrlingen sind es 14 Prozent, bei Personen mit BMS-Abschluss zwölf Prozent und bei jenen mit maximal AHS-Matura elf Prozent. Unter den Hochschulabsolventen sind nach 18 Monaten nur vier Prozent arbeitslos.

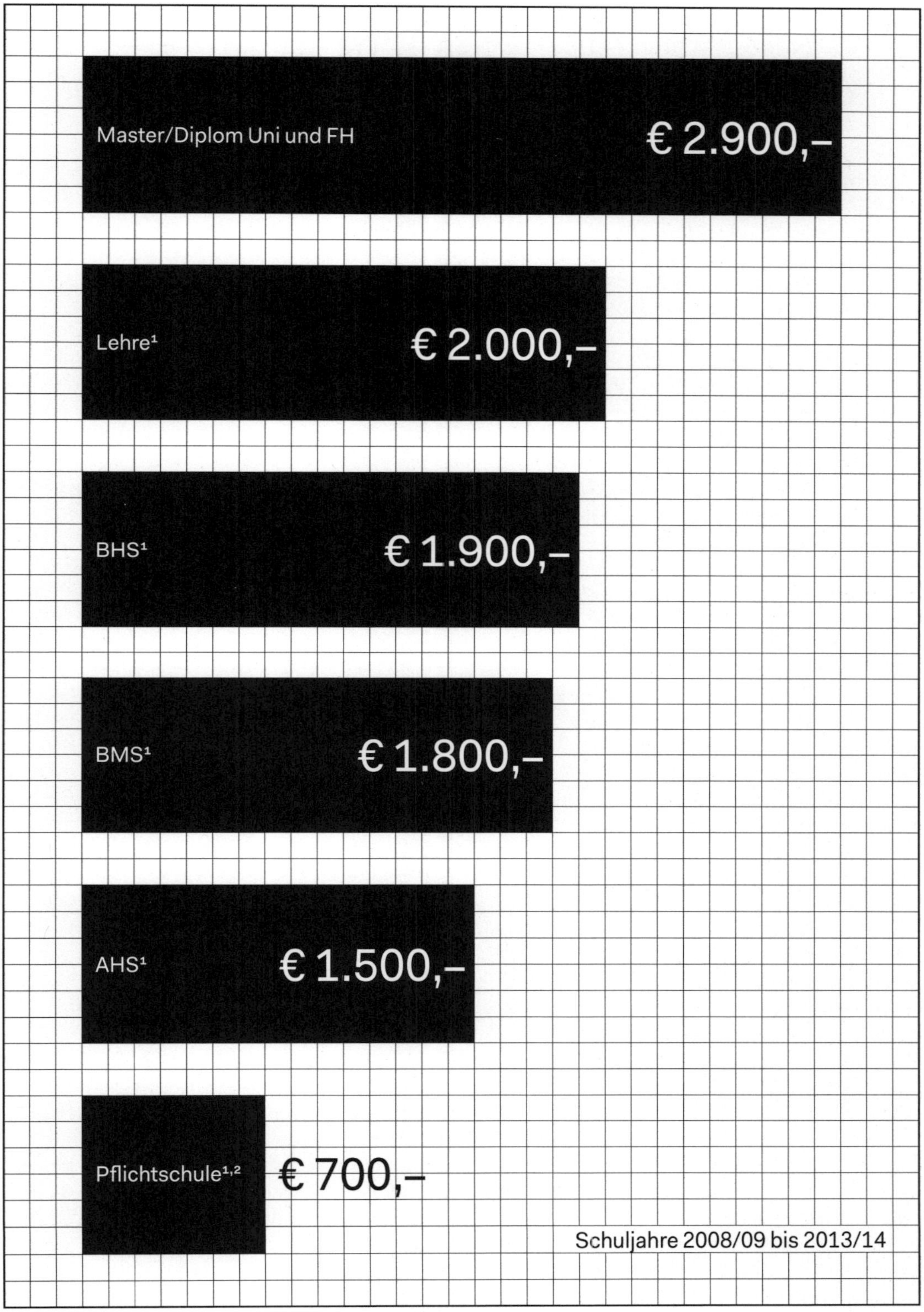

Bruttomonatseinkommen 18 Monate[3] nach Abschluss von ...

Quelle: Siehe S. 114

Verdienen Frauen weniger als Männer, auch wenn sie dieselbe Arbeit verrichten?

Der Gender-Pay-Gap – also der Gehaltsunterschied zwischen Männern und Frauen – zählt zu den großen Ungerechtigkeiten unserer Gesellschaft. Ist hier eine Änderung in Sicht?

Wenn wir die Bildungsverläufe und Arbeitsmarktintegration betrachten, wie sieht es da mit der Chancengleichheit zwischen Männern und Frauen aus?

Konrad Pesendorfer: Grundsätzlich muss man davon ausgehen, dass bei Chancengleichheit Männer und Frauen, die mit den gleichen Ausgangsbedingungen, was die Bildung betrifft, in den Arbeitsmarkt eintreten, dort auch gleich gut Fuß fassen und ähnliche Einkommen erzielen.

Ist das auch so?

Um diese Frage zu beantworten, muss man Personen mit sehr ähnlichen Bildungs- und Erwerbsverläufen miteinander vergleichen. Schon die Entscheidung, welche Ausbildung junge Burschen und Mädchen machen, spielt hier eine große Rolle.

Wie ist denn die Geschlechteraufteilung bei den einzelnen Ausbildungssträngen?

Wir sehen, dass es in Österreich nach wie vor typische Frauen- und Männerberufe gibt. Bei den Lehrabschlüssen ist der Frauenanteil im Ausbildungsfeld „Sekretariats- und Büroarbeit“ mit 79 Prozent und beim „Handel“ mit 63 Prozent sehr hoch. Bei HAK-Abschlüssen liegt der Frauenanteil bei 65 Prozent, in Tourismusschulen bei 70 Prozent.

Was sind typische Männerausbildungen?

Das ist die Lehre im Maschinenbau mit 94 Prozent Männeranteil oder die HTL-Ausbildung zur Bautechnik mit 84 Prozent. Bei den Universitätsstudien Medizin und Jus gibt es einen leichten Frauenüberhang, im Wirtschaftsstudium beträgt der Frauenanteil aber nur knapp 39 Prozent.

Und wie sehen die Einkommen von Männern und Frauen aus, die dieselbe Ausbildung gemacht haben?

Wir haben das anhand von Verwaltungsdaten über Bildungsabschlüsse und die Erwerbstätigkeit für knapp 20.000 Personen genau analysiert. Wenn wir nur jene Personen betrachten, die fünf Jahre nach Bildungsabschluss vollzeitbeschäftigt sind, und auch Menschen mit Ausbildungs- oder Karenzzeiten in diesem Zeitraum ausklammern, sehen wir doch, dass Frauen in allen Bildungsbereichen weniger verdienen als Männer.

Sind die Einkommensunterschiede bei den einzelnen Bildungsabschlüssen sehr groß?

Bei Lehrlingen im Bereich „Sekretariats- und Büroarbeit“ beträgt der Unterschied zwischen Männern und Frauen nur sechs Prozent. Im Gastgewerbe hingegen liegt er schon bei zwölf und im Handel bei 14 Prozent. Bei den Universitätsstudien Medizin und Jus sind die Unterschiede zwischen Männern und Frauen mit zwei und sieben Prozent relativ gering. Anders ist das bei Personen mit einem Wirtschaftsstudium – da verdienen Männer fünf Jahre nach dem Studium im Mittel 4500 Euro brutto im Monat, Frauen jedoch um etwa 1000 Euro weniger – das ist ein Unterschied von 22 Prozent.

Welche Faktoren spielen für die Gehaltsunterschiede noch eine Rolle?

Das sind neben dem Geschlecht das Alter, die Betriebszugehörigkeit, die Branche, die Unternehmensgröße, das Bundesland und die Stellung im Betrieb. Wenn wir etwa Personen im Handel betrachten, die in all diesen Bereichen und Merkmalen sehr ähnlich sind, so bleibt immer noch ein Gehaltsunterschied zwischen Männern und Frauen von zehn Prozent.

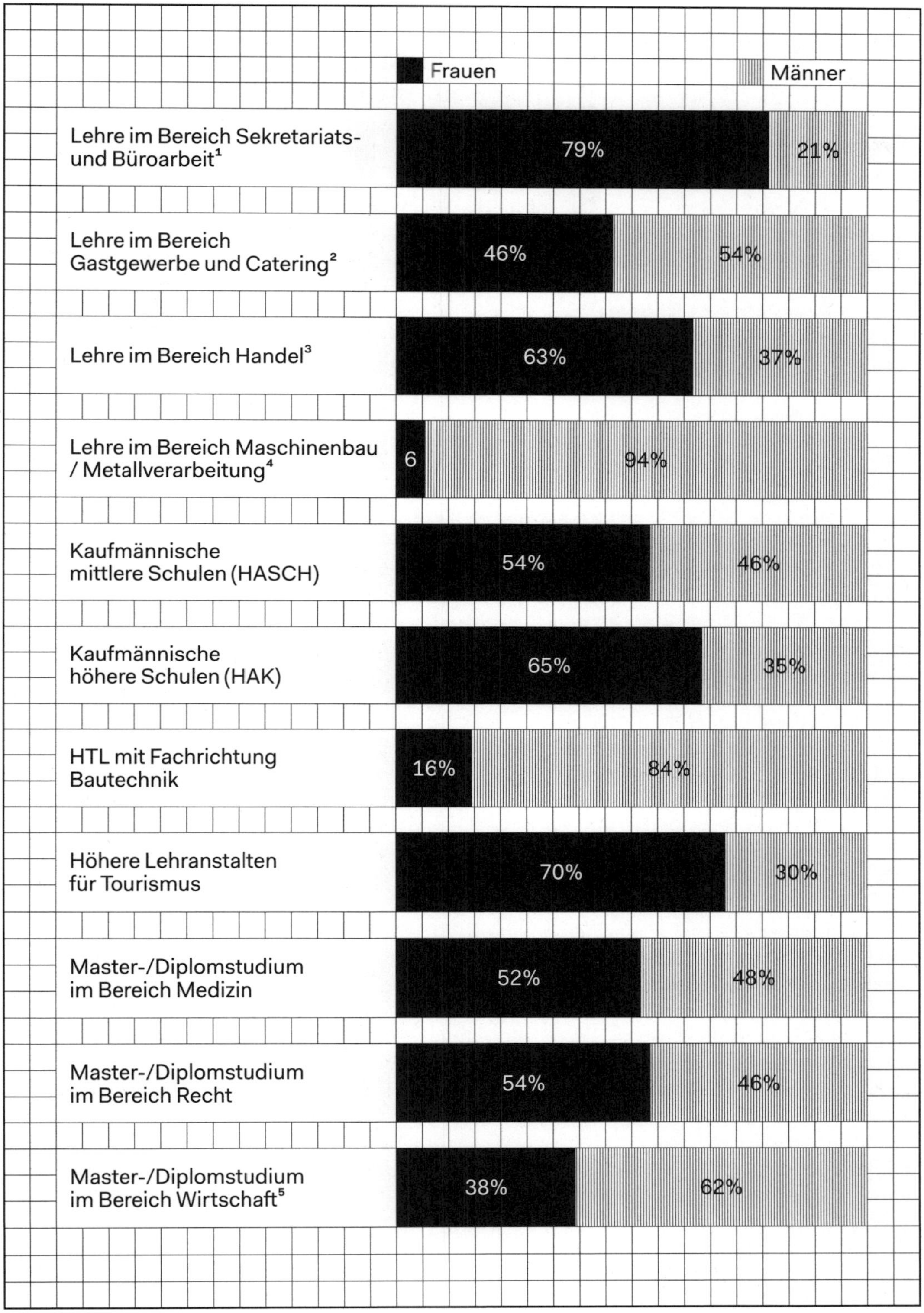

Wählen mehr Frauen oder mehr Männer die Ausbildung?

Quelle: Siehe S. 114

Wächst die Bevölkerung in der Europäischen Union gleichmäßig?

So wie die Dinge derzeit stehen, dürfte die Bevölkerung der Europäischen Union in absehbarer Zeit schrumpfen. Schuld daran ist der Brexit, also der EU-Austritt Großbritanniens. In etwas fernerer Zukunft (so um 2080) wird Frankreich das bevölkerungsstärkste Land der EU sein.

Wie groß ist der Bevölkerungsanteil Österreichs innerhalb der EU?

Konrad Pesendorfer: Im Jahr 2017 betrug die Gesamtbevölkerung in den 28 Mitgliedsländern der Europäischen Union knapp 512 Millionen Menschen. Österreich hat mit seinen 8,8 Millionen Menschen damit einen Bevölkerungsanteil von 1,7 Prozent. Die bevölkerungsstärksten Länder sind Deutschland mit knapp 83 Millionen, Frankreich mit 67 Millionen und das Vereinigte Königreich mit 66 Millionen Einwohnern.

Welche sind die kleinsten EU-Länder?

Das sind Malta, Luxemburg und Zypern – alle mit weniger als einer Million Einwohnern.

Wo leben mehr alte Menschen, wo mehr junge?

Das Durchschnittsalter der Bevölkerung liegt in der EU bei 42,8 Jahren. Österreich befindet sich mit 43 Jahren knapp über diesem Durchschnitt. Das niedrigste Durchschnittsalter hat Irland mit 36,9 Jahren, das höchste haben Deutschland und Italien mit jeweils 45,9 Jahren.

Wie wird sich die Bevölkerung in Europa in den nächsten Jahrzehnten entwickeln?

Die Bevölkerungsprognosen bis 2080 zeigen innerhalb der EU sehr unterschiedliche Entwicklungen. Die Gesamtbevölkerung der EU wird geringfügig um etwas mehr als ein Prozent auf dann 519 Millionen Menschen ansteigen, in Österreich erwarten wir in diesem Zeitraum ein Plus von 15 Prozent. Die stärksten Bevölkerungszuwächse werden für Luxemburg, Schweden, Irland und das Vereinigten Königreich erwartet, während die Bevölkerung in 15 EU-Mitgliedsstaaten – darunter auch Deutschland – sinken wird. Länder wie Griechenland, Lettland, Bulgarien und Litauen erwarten Verluste von einem Drittel und mehr ihrer heutigen Bevölkerung.

Werden sich damit die Größenordnungen in Europa verschieben?

Im Jahr 2080 wird Frankreich mit knapp 79 Millionen das bevölkerungsstärkste Land der EU sein, während Deutschland mit 78 Millionen nur mehr Platz zwei einnehmen wird. Gäbe es den Brexit nicht, hätte 2080 das Vereinigte Königreich mit 82 Millionen die größte Bevölkerung innerhalb der EU. Der Anteil Österreichs an der EU-Bevölkerung wird – unter den bestehenden Rahmenbedingungen – durch das Bevölkerungswachstum und den Brexit von derzeit 1,7 auf dann 2,3 Prozent steigen.

Ist die Alterung der Bevölkerung ein allgemeines Phänomen in Europa?

In Italien, Griechenland, Deutschland, Portugal, Finnland und Bulgarien liegt der Anteil der über 65-Jährigen an der Bevölkerung bei über 20 Prozent. Im EU-Durchschnitt sind es – wie auch in Österreich – rund 19 Prozent. Dieser Anteil wird bis 2080 im EU-Durchschnitt auf über 29 Prozent anwachsen, in Österreich sogar auf knapp 31 Prozent. Den höchsten Altenanteil mit über 34 Prozent werden Portugal, Griechenland und Zypern haben.

Was sind die Gründe dafür?

Erstens kommen in den nächsten Jahrzehnten geburtenstarke Jahrgänge ins Alter, zweitens leben die Menschen immer länger und drittens bekommen Frauen im Durchschnitt weniger Kinder. Damit verschiebt sich die Altersstruktur.

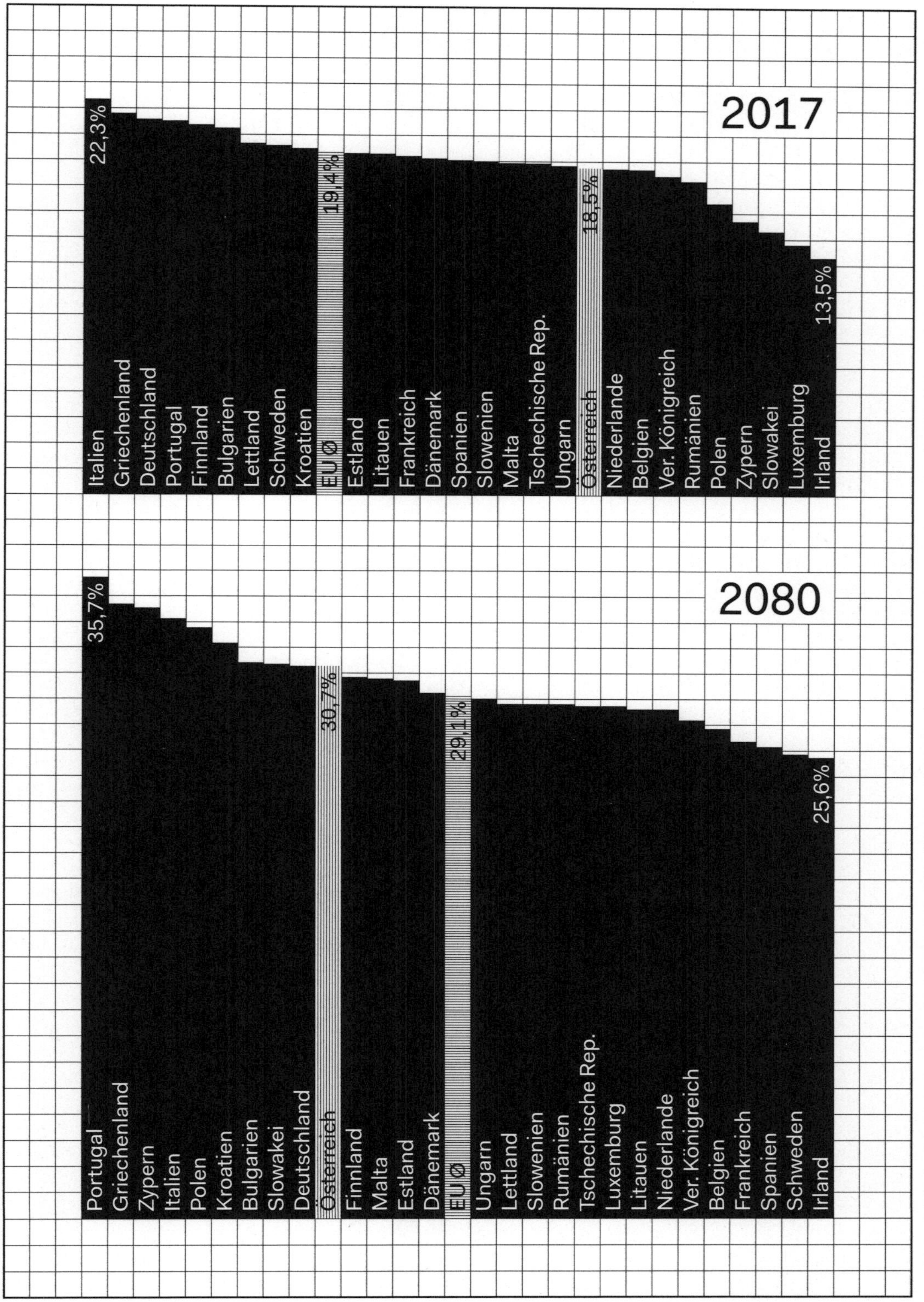

Anteil der über 65-Jährigen an der Gesamtbevölkerung

Quelle: STATISTIK AUSTRIA – Eurostat

Wer raucht in Österreich und wann? Wer hört auf und wer beginnt?

Das Rauchen ist ein Politikum. Wie hat sich das Rauchverhalten geändert? Ein Blick auf gar nicht so schöne Zahlen.

Die Österreicher sind an sich ein sehr gesundheitsbewusstes Volk. Wie aber sieht es mit dem Rauchen aus? Wie viele Österreicher greifen täglich zur Zigarette?

Konrad Pesendorfer: In unserer Gesundheitsbefragung erheben wir auch das Rauchverhalten der Österreicherinnen und Österreicher. Dort gibt jede vierte Person ab 15 Jahren an, täglich zu rauchen. Das sind knapp 1,8 Millionen Menschen – fast so viele, wie Anfang 2018 in Wien gelebt haben. Allerdings sind die Nichtraucher mit 70 Prozent aller Personen ab 15 Jahren deutlich in der Mehrheit.

Gibt es beim Rauchen Unterschiede zwischen Frauen und Männern?

Bei den Männern ist der Raucheranteil mit 27 Prozent etwas höher als bei den Frauen, von denen 22 Prozent täglich zur Zigarette greifen. Weitere sechs Prozent der Männer und fünf Prozent der Frauen rauchen gelegentlich. Wo man deutliche Unterschiede erkennt, ist die Entwicklung über die Zeit.

Wie sieht die aus?

Während die Raucherquoten bei den Männern in den letzten Jahrzehnten kontinuierlich zurückgegangen sind, sind sie bei den Frauen deutlich angestiegen. In den 1970er-Jahren haben 39 Prozent der Männer und zehn Prozent der Frauen täglich geraucht. Dieser Anteil ist heute bei den Männern um zwölf Prozentpunkte niedriger, bei den Frauen hat er sich aber mehr als verdoppelt und ist um insgesamt zwölf Prozentpunkte auf aktuell 22 Prozent angestiegen.

Gibt es auch Unterschiede zwischen den Jungen und Alten?

Der Anteil der täglich Rauchenden ist bei beiden Geschlechtern in der Altersgruppe der 30- bis 54-Jährigen am höchsten. Bei den Männern rauchen in diesem Altersabschnitt 33 Prozent täglich, bei den Frauen 28 Prozent – also ungefähr jeder und jede Dritte. Zählt man hier auch noch die Gelegenheitsraucher hinzu, erreichen wir Raucherquoten von 40 Prozent bei den Männern und 33 Prozent bei den Frauen.

Und wie viel rauchen die Älteren?

Bei den über 60-Jährigen sehen wir deutlich niedrigere Raucherquoten von unter 15 Prozent – in dieser Altersgruppe verschwinden einerseits die geschlechtsspezifischen Unterschiede, andererseits haben sich in diesem Alter viele Menschen das Rauchen bereits abgewöhnt.

Wie viele Zigaretten rauchen die Raucher pro Tag?

Im Schnitt rauchen Männer über alle Altersgruppen hinweg 17 Zigaretten am Tag, während es bei den Frauen 14 Stück sind. Am meisten rauchen die 45- bis 59-jährigen Männer mit 20 Zigaretten täglich und mehr. Knapp ein Prozent aller über 15-Jährigen raucht Zigarren oder Pfeife.

In welchem Alter greifen die Österreicher durchschnittlich zum ersten Mal zur Zigarette?

Die Menschen beginnen immer früher zu rauchen. Ein Drittel der unter 30-Jährigen gibt an, bereits vor dem 15. Lebensjahr mit dem Rauchen begonnen zu haben, drei Viertel der Raucher haben vor dem 17. Lebensjahr begonnen. Bei den über 60-Jährigen haben Frauen erst mit 22 Jahren oder später mit dem Rauchen begonnen und Männer mit 19 Jahren oder später.

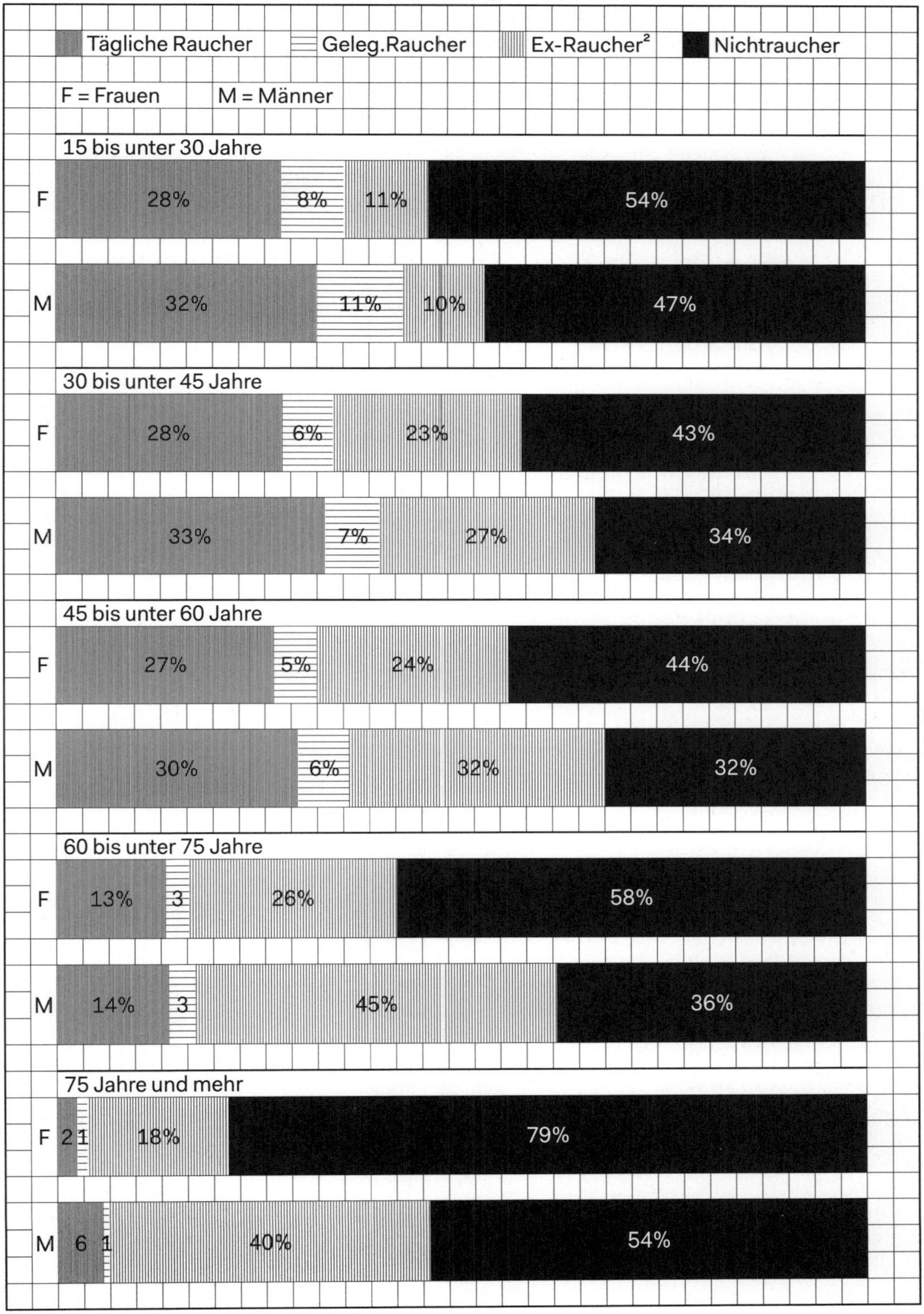

Rauchverhalten[1] in Österreich

Quelle: STATISTIK AUSTRIA, Gesundheitsbefragung 2014. Bevölkerung in Privathaushalten im Alter von 15 und mehr Jahren. Hochgerechnete Zahlen – 1) Die hier angegebenen Indikatoren wurden auf Basis folgender Fragen errechnet: „Rauchen Sie?" und „Haben Sie jemals täglich geraucht?" – 2) Früher täglich geraucht

Wie viele Kinder besuchen Kindergärten und wie lange haben diese geöffnet?

Wie sieht es in Österreich mit den Kinderbetreuungseinrichtungen aus? Wie viele Kinder besuchen einen Kindergarten, wie viele Kindergärten gibt es in Österreich und wie lange haben die Kinderbetreuungseinrichtungen im Durchschnitt geöffnet?

In Österreich wird immer wieder heftig über die Finanzierung von Kinderbetreuungseinrichtungen diskutiert. Um wie viele Kinder geht es da eigentlich?

Konrad Pesendorfer: Insgesamt werden in Österreich knapp 362.000 Kinder in Kindertagesheimen betreut. In Kindergärten, Kinderkrippen und altersgemischten Betreuungsgruppen sind es rund 309.000 Kinder, knapp über die Hälfte davon ganztägig, die andere knappe Hälfte nur am Vormittag. 53.000 Kinder werden – hauptsächlich am Nachmittag – in Hortgruppen betreut.

Wie ist die Aufteilung zwischen öffentlichen und privaten Einrichtungen?

Wir haben in Österreich etwa 9300 Kinderbetreuungseinrichtungen. Bei den knapp 4600 Kindergärten werden 72 Prozent öffentlich geführt, der Rest privat. Anders sieht das Verhältnis bei den 2100 Kinderkrippen und 1600 altersgemischten Betreuungseinrichtungen aus, die vorwiegend in der Hand private Erhalter sind. Bei den etwas mehr als 1000 Tageshorten hält sich das Verhältnis zwischen öffentlichen und privaten Einrichtungen die Waage.

Wie sieht die Kinderbetreuungsquote bei den Dreijährigen aus?

Die liegt in Österreich bei 86 Prozent. Die niedrigste Betreuungsquote in dieser Altersgruppe hat die Steiermark mit 72 Prozent, die höchste das Burgenland mit 96 Prozent. Wien liegt mit 89 Prozent etwas über dem Bundesschnitt.

Hat sich das zuletzt geändert?

Die Kinderbetreuungsquoten sind insbesondere bei den Dreijährigen seit Mitte der 1990er-Jahre deutlich angestiegen. 1995 war weniger als die Hälfte der dreijährigen Kinder in einer Kinderbetreuungseinrichtung, heute sind es acht von zehn Kindern dieser Altersgruppe.

Ein zentrales Thema für Eltern ist die Verfügbarkeit von Kinderbetreuung über das gesamte Jahr. Wie oft sind die Kindertagesheime geschlossen?

Kindertagesheime insgesamt sind durchschnittlich an etwas mehr als 21 Tagen im Jahr geschlossen, wobei die meisten Schließtage in die Sommerferien fallen. Kinderkrippen und altersgemischte Betreuungseinrichtungen haben mit durchschnittlich 16 und zwölf Schließtage länger offen als Kindergärten mit 27 und Horte mit 24 Schließtagen. Große Unterschiede gibt es hier allerdings zwischen Wien und den anderen Bundesländern.

Wie groß sind diese Unterschiede?

Während in Wien Kindergärten im Durchschnitt nur drei Schließtage im Jahr haben, sind es in Tirol 43. Außer der Steiermark und Oberösterreich haben in allen anderen Bundesländern Kindergärten mehr als 30 Tage geschlossen.

Wann sperren Kindergärten auf und wann sperren sie zu?

Mehr als 90 Prozent der Kindergärten sperren bereits vor 7.30 Uhr in der Früh auf, allerdings schließt auch mehr als ein Fünftel bereits vor 14 Uhr. Nur jeder dritte Kindergarten hat bis mindestens 17 Uhr geöffnet. In Tirol und Vorarlberg ist mehr als die Hälfte der Kindergärten nach 15 Uhr bereits geschlossen, in Wien haben 85 Prozent der Kindergärten bis 17 Uhr oder länger offen.

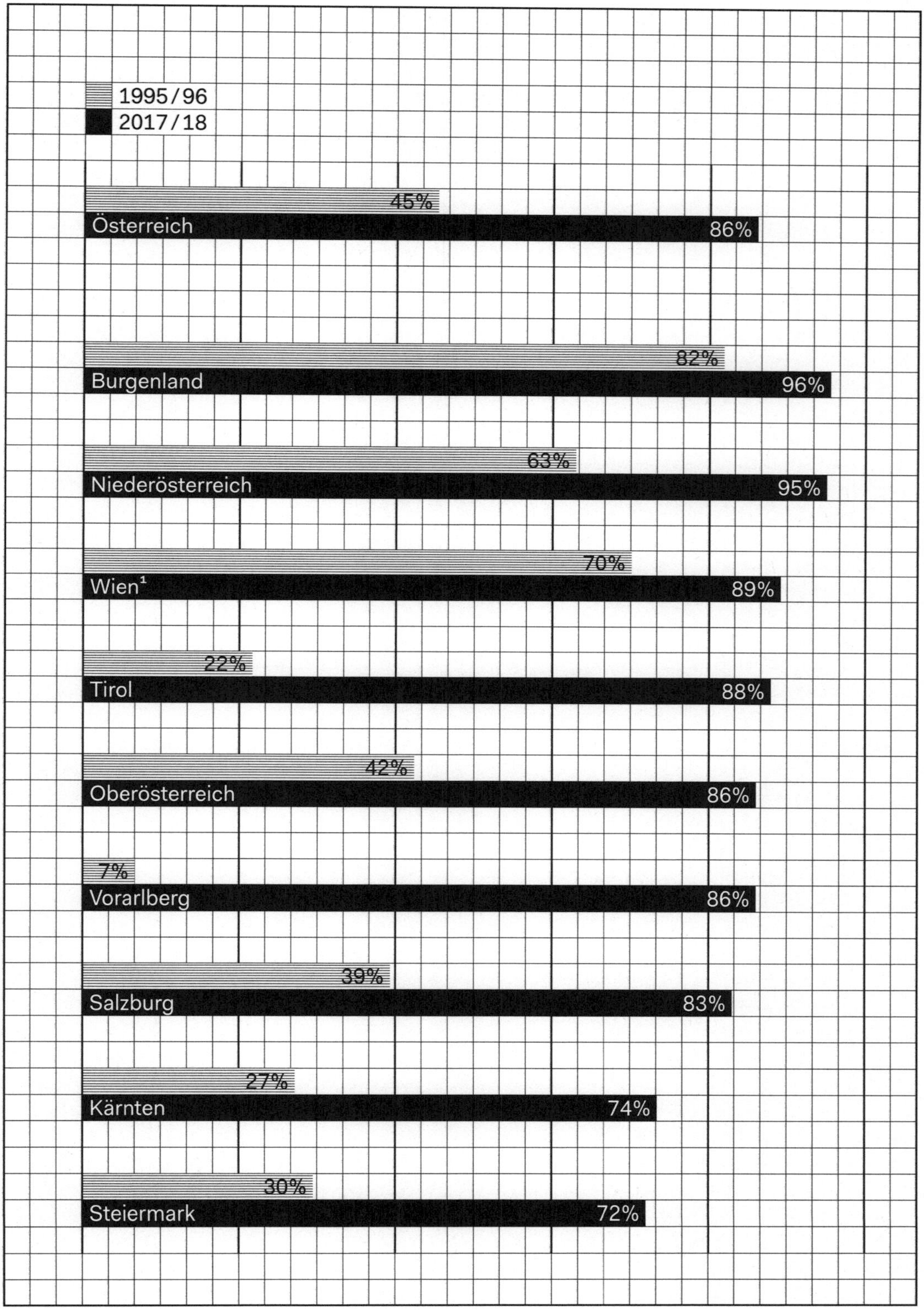

Wie hoch ist der Anteil von Dreijährigen in institutionellen Kinderbetreuungseinrichtungen?

Quelle: STATISTIK AUSTRIA, Kindertagesheimstatistik – 1) Für das Bundesland Wien stehen im Berichtsjahr 2017/18 keine Daten über Kinder in privaten Horten zur Verfügung, die ausgewiesenen Werte wurden geschätzt

Wohin reisen Herr und Frau Österreicher am liebsten und wie lange bleiben sie dort?

Fast 40 Jahre nachdem Rainhard Fendrich in seinem Hit die Gluthitze auf der „Strada del Sole" besang, ist Italien immer noch das Urlaubsland Nummer eins für die Österreicherinnen und Österreicher. Wohin sie sonst noch fahren, wie sie ihre Urlaube buchen und wie lange sie verreisen.

Wo verbringen Herr und Frau Österreicher ihre Ferien am liebsten?

Konrad Pesendorfer: Im Sommer des Jahres 2017 sind mehr als die Hälfte der Urlaubsreisen – genau 56 Prozent – ins Ausland gegangen. Die wichtigsten Reisemotive sind Strand- und Badeaufenthalte sowie Erholung – diese machen zusammen 40 Prozent der Beweggründe zum Urlauben aus.

Welches sind die beliebtesten Reiseziele im Ausland?

Am liebsten fahren die Österreicherinnen und Österreicher im Sommer nach Italien, dessen Anteil an allen sommerlichen Auslandsreisen knapp 23 Prozent beträgt, gefolgt von Kroatien mit 18 Prozent und Deutschland mit zwölf Prozent. Gleich danach kommen Griechenland und Spanien. Wenn man sich allerdings die Anzahl der Übernachtungen ansieht, liegen Italien und Kroatien mit etwa sechs Millionen Nächtigungen fast gleichauf.

Machen die Leute heute häufiger Urlaub als früher?

Man kann sagen, dass heute mehr Leute Urlaub machen als noch vor zehn Jahren, vor allem aber ist festzustellen, dass die Kurzurlaube mit ein bis drei Nächtigungen an Beliebtheit dazugewonnen haben. Lag der Anteil der Bevölkerung, der mindestens einmal im Jahr eine Urlaubsreise angetreten hat, im Jahr 2008 noch bei 54 Prozent, so waren es 2017 bereits mehr als 58 Prozent. 38 Prozent der Urlaube waren letztes Jahr Kurzurlaube, während es vor zehn Jahren noch 36 Prozent waren.

Wie viele Urlaube ergibt das insgesamt?

In den Sommermonaten Juli, August und September haben die Österreicherinnen und Österreicher im Jahr 2017 insgesamt 7,2 Millionen Urlaube angetreten, das bedeutet gegenüber Sommer 2008 eine Steigerung von knapp 17 Prozent.

Mit welchen Verkehrsmitteln fahren die Österreicher auf Urlaub?

Das Auto ist nach wie vor das am häufigsten verwendete Verkehrsmittel. Zwei Drittel der Sommerurlaubsreisen 2017 wurden mit dem Pkw unternommen – und der Anteil hat sich seit 2008 auch noch leicht erhöht. Die Flugreisen haben im Zehnjahresvergleich anteilsmäßig leichte Einbußen erlitten und halten bei einem Anteil von knapp 18 Prozent. Bahn- oder Busreisen stagnieren bei knapp 14 Prozent.

Werden zur Urlaubsbuchung im Zeitalter des Internets eigentlich noch Reisebüros genutzt?

Knapp 71 Prozent der Urlaubsreisen im Sommer 2017 wurden ohne die Unterstützung eines Reisebüros gebucht und 59 Prozent der Auslandsreisen. Rund die Hälfte der Sommerurlaubsreisen wurde online gebucht, bei Auslandsurlaubsreisen lag der Anteil mit 57 Prozent höher als bei Inlandsurlauben mit 40 Prozent.

Das heißt, die Reisebüros sterben aus?

Nein, interessanterweise haben die via Reisebüro oder Reiseveranstalter organisierten Urlaubsreisen in den letzten zehn Jahren wieder an Bedeutung gewonnen. Hat der Anteil insgesamt im Jahr 2008 noch 19 Prozent betragen, so ist er letztes Jahr auf 29 Prozent angestiegen. Vor allem für Auslandsreisen werden Reisebüros gerne in Anspruch genommen. Da ist der Anteil im selben Zeitraum von 31 auf 41 Prozent angestiegen.

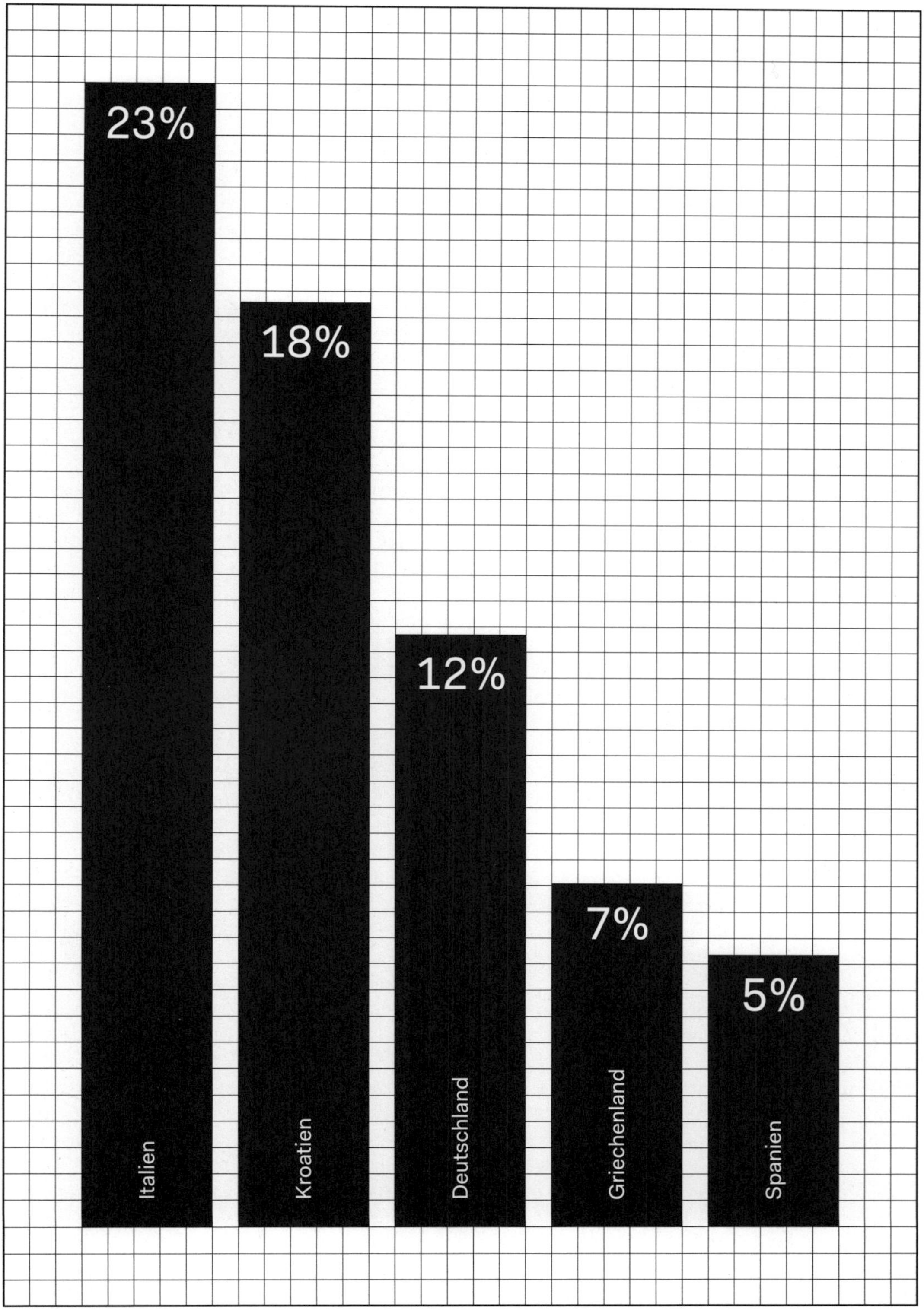

Die beliebtesten Sommerreiseziele 2017 im Ausland

Quelle: STATISTIK AUSTRIA, Tourismusstatistik, quartalsweise Stichprobenerhebung zu Urlaubs- und Geschäftsreisen

Wie viel Geld stecken Österreichs Unternehmen in Innovation?

Höher, weiter, schneller, besser. Um am Markt bestehen zu können, müssen österreichische Unternehmen stets in Forschung und Innovation investieren. Zuletzt war den Unternehmen dieser Bereich neun Milliarden Euro wert.

Es heißt, dass bei zunehmendem Wettbewerb langfristig nur jene Unternehmen erfolgreich sein können, die viel in Forschung und Innovation investieren. Wie innovativ sind Österreichs Unternehmen?

Konrad Pesendorfer: 62 Prozent der österreichischen Unternehmen geben an, in den Jahren 2014 bis 2016 innovationsaktiv gewesen zu sein.

Was bedeutet innovationsaktiv?

Innovationsaktiv ist ein Unternehmen dann, wenn es entweder Produktinnovationen, Prozessinnovationen, organisatorische Neuerungen oder Neuerungen im Marketing eingeführt hat. Es geht also um neue und verbesserte Produkte, Prozesse oder Organisationsformen. Die Innovation muss dabei neu für das Unternehmen sein, nicht aber notwendigerweise eine Neuerung am Markt darstellen.

In welchen Branchen sind die Unternehmen besonders innovativ?

Grundsätzlich ist der Anteil der innovationsaktiven Unternehmen im Bereich der Herstellung von Waren mit knapp 65 Prozent etwas höher als im Dienstleistungsbereich mit 61 Prozent. Im ersten Bereich stechen insbesondere der Fahrzeug- und Maschinenbau, aber auch die Erzeugung von elektronischen und optischen Produkten und die chemische und pharmazeutische Industrie als besonders innovativ heraus. Bei den Dienstleistungen sind es vor allem die Unternehmen im Informations- und Kommunikationsbereich, die sehr innovationsaktiv sind.

Spielt die Unternehmensgröße eine Rolle?

Ja, größere Unternehmen sind deutlich innovationsaktiver. So sagen zum Beispiel Unternehmen mit 250 und mehr Beschäftigten zu 86 Prozent, im Betrachtungszeitraum innovationsaktiv gewesen zu sein, während der Anteil bei kleineren Unternehmen mit zehn bis unter 50 Beschäftigten nur bei 57 Prozent liegt.

Welche Arten von Innovationen werden von Unternehmen am meisten durchgeführt?

Am häufigsten – zu 41 Prozent – wurden von Unternehmen organisatorische Erneuerungen angegeben, gefolgt von Prozessinnovationen. Die Anteile der Unternehmen, die Marketinginnovationen beziehungsweise Produktinnovationen durchgeführt haben, liegen bei 35 respektive 34 Prozent.

Wie viel Geld geben Österreichs Unternehmen für Innovation aus?

Im Jahr 2016 gaben österreichische Unternehmen knapp neun Milliarden Euro für Innovationen aus – davon drei Viertel für Forschung und Entwicklung. Die Innovationsausgaben machten 2016 damit 2,2 Prozent der Gesamtumsätze aus, was eine leichte Steigerung gegenüber den zwei Prozent aus dem Jahr 2014 bedeutet.

Wie steht Österreich in Bezug auf Innovationsaktivität im europäischen Vergleich da?

Da internationale Zahlen derzeit nur für die vorletzte Innovationserhebung verfügbar sind, können wir nur die Werte aus 2012 bis 2014 vergleichen. Bereits da ist Österreich mit einem Anteil von knapp 60 Prozent an innovationsaktiven Unternehmen im oberen Mittelfeld gelegen – die innovationsaktivsten Länder waren hier die Schweiz, Deutschland und Luxemburg. Der EU-Durchschnitt lag bei etwas über 49 Prozent.

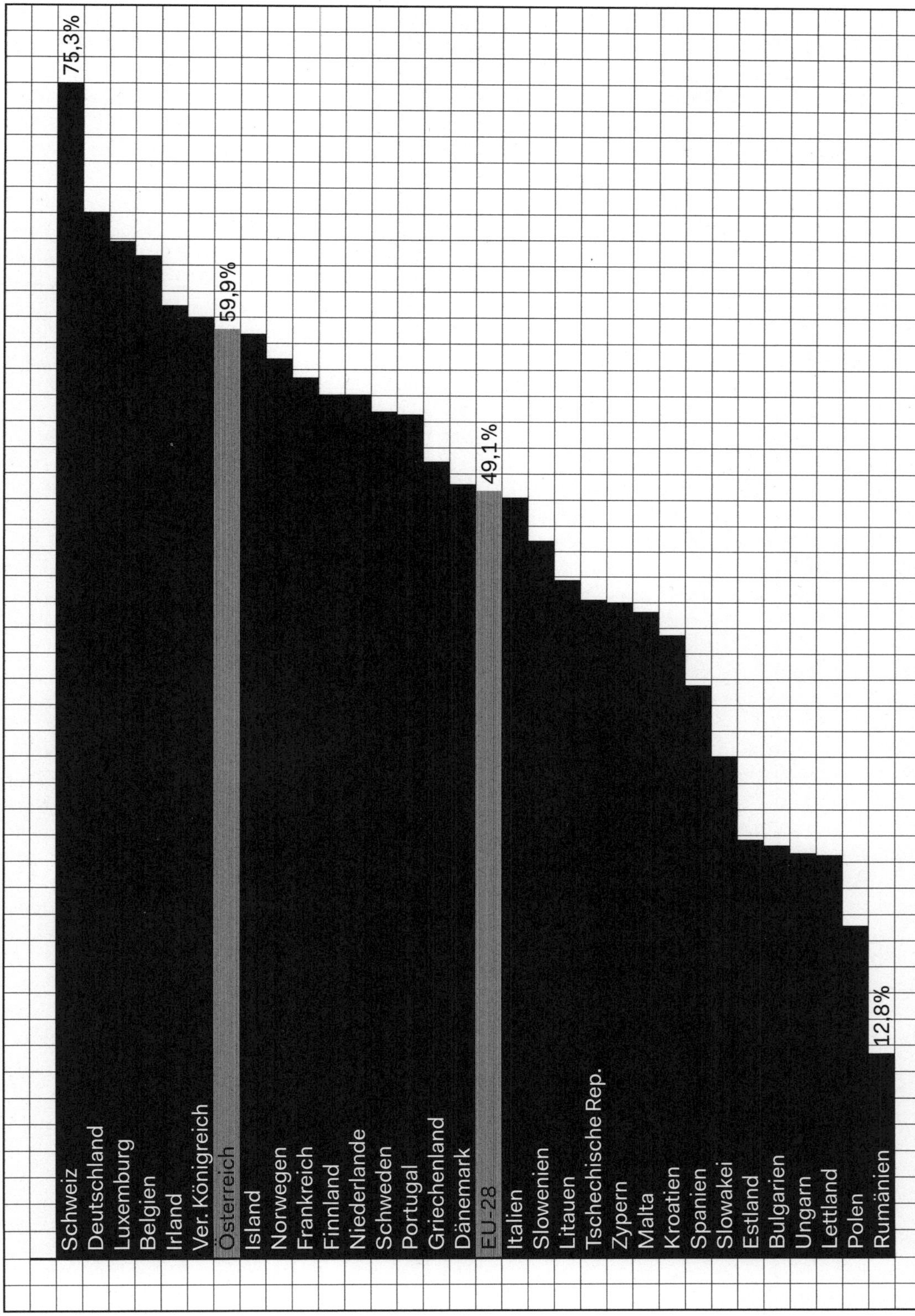

Welche europäischen Länder haben den höchsten Anteil innovationsaktiver Unternehmen 2012–2014?

Quelle: STATISTIK AUSTRIA, Eurostat, CIS

Zahlen alle Steuerpflichtigen in Österreich Einkommensteuer – und wenn ja, wie viel?

Der Hinweis auf die Steuerbelastung darf in keinem politischen Programm fehlen. „Mehr Netto vom Brutto" und „Faktor Arbeit entlasten" gehören zum Standardrepertoire der Wahlwerbung. Wie sieht es wirklich aus?

Alle stöhnen darüber, dass der Faktor Arbeit so stark besteuert wird. Wie viel Steuern zahlen die Österreicher auf ihr Einkommen?

Konrad Pesendorfer: Am Faktor Arbeit hängen viele Abgaben, wie etwa die Sozialversicherungsbeiträge. Die zentrale Abgabe auf Arbeit ist in Österreich die Lohn- und Einkommensteuer, wobei Einkommensteuer der Überbegriff und Lohnsteuer jener Teil ist, der von Unselbstständigen und Pensionisten bezahlt wird. Im Jahr 2015 wurden bei Gesamteinkommen von 185 Milliarden Euro etwas mehr als 32 Milliarden Lohn- und Einkommensteuer abgeführt.

Gibt es da keine aktuelleren Zahlen?

Bei der sogenannten integrierten Lohn- und Einkommensteuerstatistik müssen wir darauf warten, bis alle, die ein Einkommen aus selbstständiger Tätigkeit haben, ihre Steuererklärung abgegeben haben und die Finanzverwaltung danach den Einkommensteuerbescheid erstellt hat – das braucht seine Zeit.

Wie viele Menschen haben 2015 unselbstständig, wie viele selbstständig gearbeitet?

Insgesamt hatten wir 2015 etwas mehr als sieben Millionen steuerpflichtige Personen, davon 4,4 Millionen Arbeitnehmer, 2,3 Millionen Pensionisten und rund 300.000 Personen, die ausschließlich Selbstständigeneinkünfte bezogen haben.

Zahlen alle Steuerpflichtigen tatsächlich Steuern?

Nein. Von den sieben Millionen Steuerpflichtigen verdienen 2,4 Millionen Personen so wenig, dass sie entweder gar keine Steuer zahlen oder sogar eine Gutschrift in Form einer Negativsteuer bekommen. Das ist bei sehr niedrigen Einkommen der Fall, wenn etwa ein Anspruch auf Pendlerpauschale oder auf einen Alleinerzieherabsetzbetrag besteht, der die Steuerpflicht übersteigt.

Was verdienen die Österreicher im Durchschnitt?

Das durchschnittliche Jahreseinkommen lag 2015 inklusive Transferzahlungen bei 26.200 Euro pro Jahr, das Jahresnettoeinkommen bei 21.600 Euro. Etwas mehr als 116.000 Personen hatten ein Gesamteinkommen von mehr als 100.000 Euro im Jahr, bei 553 Personen lag dieses über der Millionengrenze.

Wie sieht es mit der Verteilung von Einkommen und Steuerlast aus?

Knapp die Hälfte aller Einkommensbezieher erhält weniger als 20.000 Euro im Jahr. Sie haben damit einen Anteil am Gesamteinkommen von 18 Prozent und tragen zu zwei Prozent zum Lohn- und Einkommensteueraufkommen bei. Neun von zehn Steuerpflichtigen haben Einkommen von jährlich bis zu 50.000 Euro, erzielen damit einen Anteil am Gesamteinkommen von knapp 70 Prozent und tragen die Steuerlast zu 47 Prozent. Die restlichen zehn Prozent der Steuerpflichtigen erhalten mehr als 50.000 Euro im Jahr und 30 Prozent des Gesamteinkommens, zahlen aber auch mehr als die Hälfte des gesamten Lohn- und Einkommensteueraufkommens.

Das heißt, die Reichen zahlen deutlich mehr an Steuern?

Ja, höhere Einkommen werden in einem progressiven Einkommensteuersystem, wie wir es in Österreich haben, entsprechend dem Leistungsfähigkeitsprinzip auch stärker besteuert.

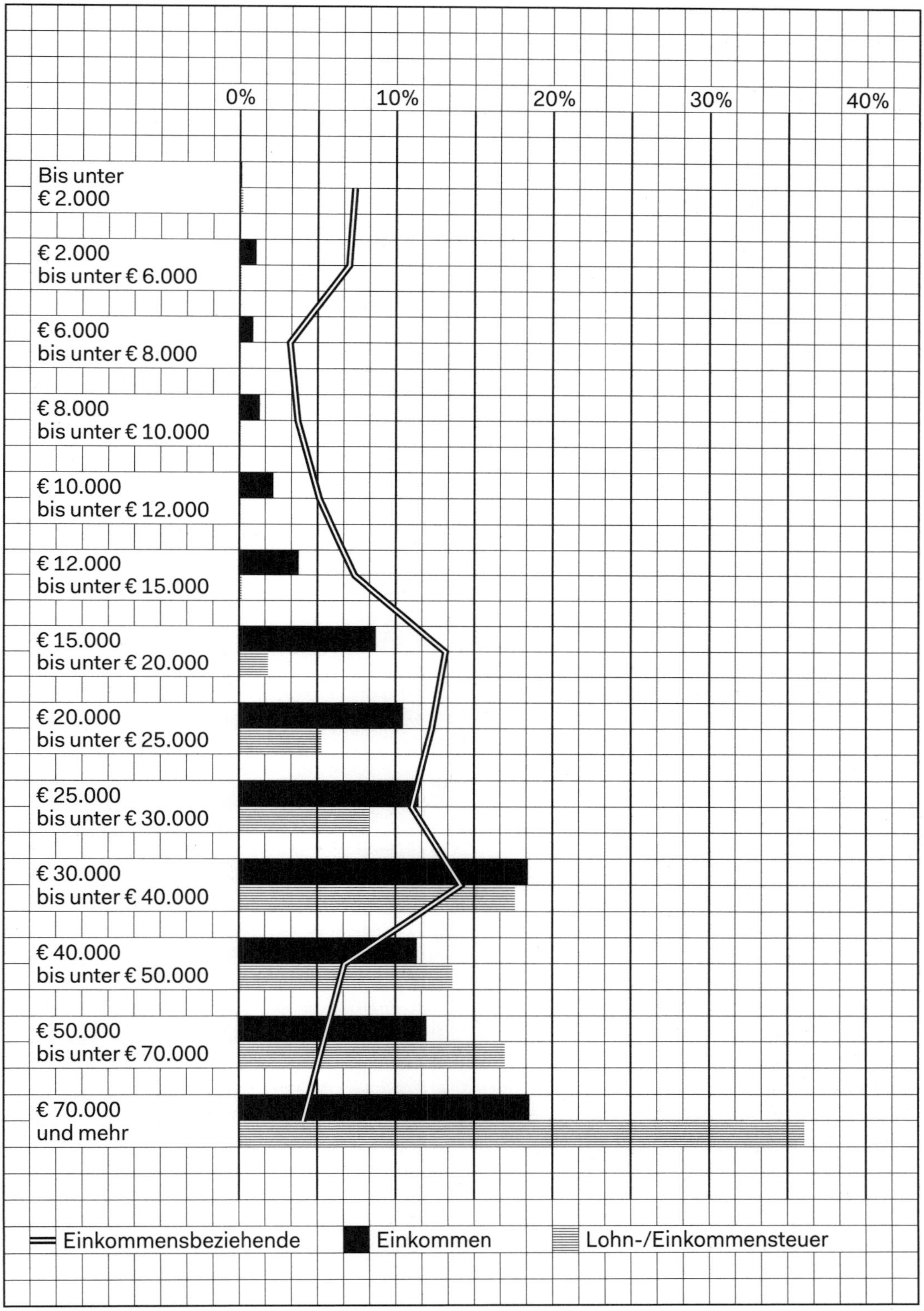

Einkommensbeziehende, Einkommen und Lohn-/ Einkommensteuer nach Einkommensstufen: Anteile in Prozent

Quelle: STATISTIK AUSTRIA, Integrierte Lohn- und Einkommensteuerstatistik.

Gibt es mehr Schüler als früher und werden uns in Zukunft Lehrer fehlen?

In welchen Schultypen steigen, in welchen sinken die Schülerzahlen? Und welche demografischen Daten gibt es eigentlich zu Österreichs knapp 128.000 Lehrerinnen und Lehrer?

Wie viele Schüler müssen denn in Österreich wieder die Schulbank drücken?

Konrad Pesendorfer: Im Schuljahr 2016/17 hatten wir in Österreich insgesamt etwas mehr als 1,1 Millionen Schülerinnen und Schüler. Jeder fünfte davon geht in Wien zur Schule.

Steigt oder sinkt die Schüleranzahl in Österreich?

Die Gesamtzahl der Schülerinnen und Schüler ist gegenüber dem Höchststand, den wir Anfang der 1980er-Jahre hatten, um 255.000 Personen – das sind 18 Prozent – zurückgegangen. Allerdings sind die Entwicklungen je nach Schultyp sehr unterschiedlich.

Wo ist der Rückgang besonders drastisch?

Bei den Volksschulen sehen wir seit den 1980er-Jahren einen Schülerrückgang um 16 Prozent, der größtenteils auf die demografische Entwicklung zurückzuführen ist. Gegenüber dem Vorjahr gibt es allerdings eine leichte Steigerung auf zuletzt 336.000 Volksschüler, was mit der jüngsten Migrationswelle in den Jahren 2015 und 2016 zu tun hat. Bei den Haupt- bzw. Neuen Mittelschulen fällt der Schülerrückgang mit minus 43 Prozent noch deutlicher aus.

Und bei den AHS?

Dort sehen wir eine gegenläufige Entwicklung. Bei der AHS-Unterstufe ist die Schüleranzahl von knapp 103.000 Anfang der 1980er-Jahre auf zuletzt 118.000 Schülerinnen und Schüler angestiegen. Das ist ein Zuwachs von 15 Prozent. Rechnet man die AHS-Oberstufe dazu, gibt es in den AHS insgesamt 210.000 Schülerinnen und Schüler.

Wie bedeutsam sind Privatschulen in Österreich?

Von den etwas mehr als 6000 Schulen sind knapp 13 Prozent Privatschulen, die teils von der Kirche, teils von Vereinen – und im berufsbildenden Bereich auch von Einrichtungen der Sozialpartnerschaft – erhalten werden. Im Schuljahr 2016/17 sind etwas mehr als 117.000 oder elf Prozent der Schülerinnen und Schüler in Privatschulen gegangen.

Wie sieht es mit dem Lehrpersonal aus? Wie viele Lehrer haben wir in Österreich?

Im Schuljahr 2016/17 hatten wir insgesamt knapp 128.000 Lehrerinnen und Lehrer, wobei der Lehrberuf in Österreich vorwiegend weiblich ist. 73 Prozent aller Lehrenden im Schulbereich sind Frauen – bei den Volksschulen liegt der Frauenanteil sogar bei knapp 93 Prozent. Lediglich bei den Berufsschulen gibt es mit 64 Prozent einen höheren Männeranteil.

Oft wird von einer bevorstehenden Pensionierungswelle bei den Lehrern gesprochen. Wie sieht die Altersstruktur unseres Lehrpersonals aus?

Wenn man das gesamte Lehrpersonal betrachtet, so sind 46 Prozent der Lehrerinnen und Lehrer heute 50 Jahre oder älter, wobei es hier große Unterschiede zwischen den einzelnen Schultypen gibt. Während der Anteil der 50-plus-Jährigen bei den Volksschullehrerinnen bei knapp 40 Prozent liegt, sind es bei den Neuen Mittelschulen bereits 53 Prozent. Umgekehrt gibt es auch bei den Volksschullehrerinnen mit 15 Prozent den höchsten Anteil an Jungen, also unter 30-Jährigen. Bei AHS und NMS liegt der Anteil bei zehn beziehungsweise elf Prozent, bei den Berufsschulen gibt es gerade ein Prozent von unter 30-jährigen Lehrern.

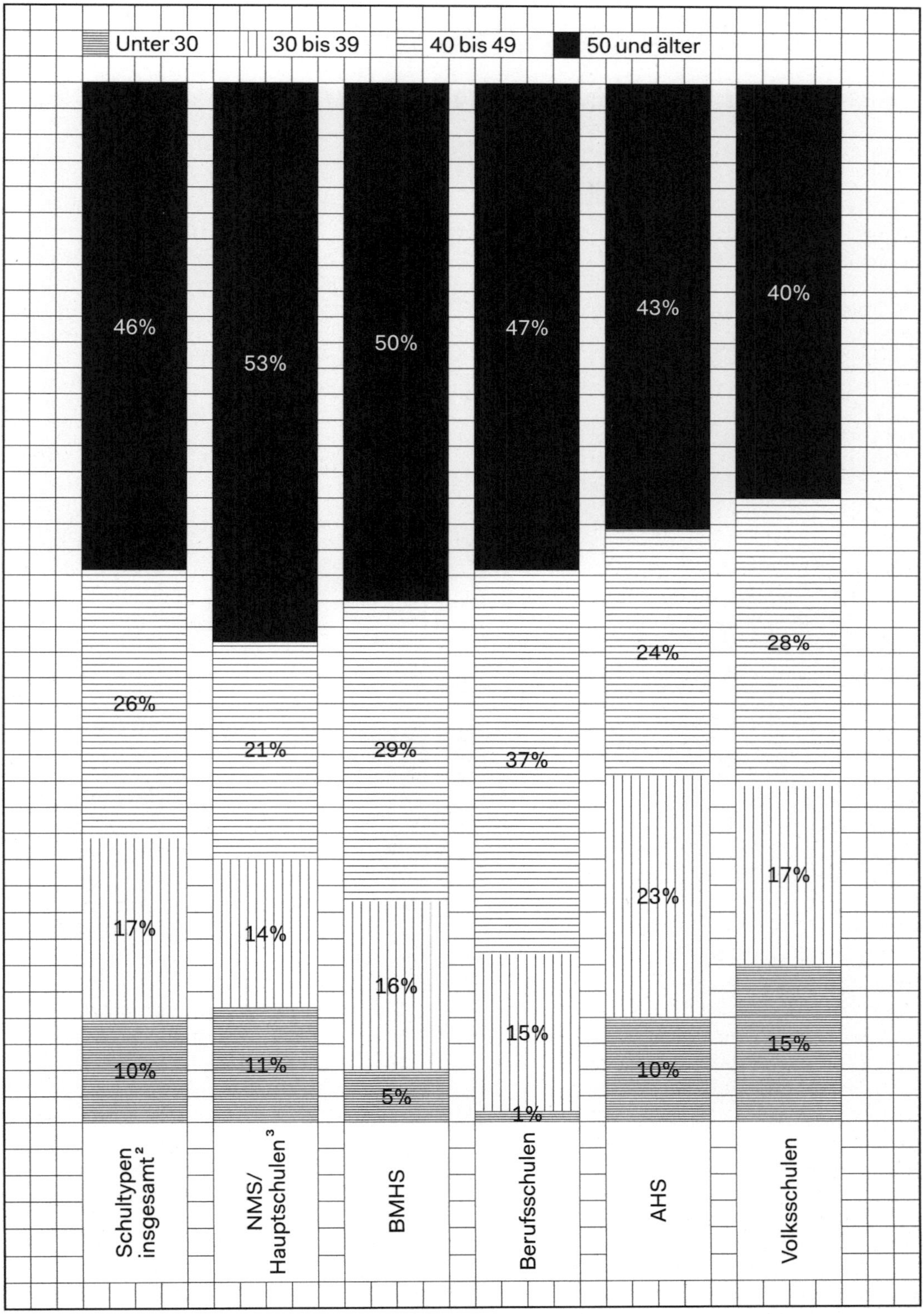

Wie alt sind Österreichs Lehrerinnen und Lehrer 2016/17?[1]

Quelle: Siehe S. 114

Welche Studienrichtungen sind beliebt und wie viel verdient man mit einem Abschluss?

Welche österreichischen Studiengänge sind am beliebtesten und womit verdient man später am besten? Eine Entscheidungshilfe.

Nach der Sommerpause steht für alle Studierenden die Erst- oder Weiterinskription an. Wie viele Menschen studieren in Österreich eigentlich?

Konrad Pesendorfer: Im Wintersemester 2017/18 waren in Österreich insgesamt knapp 383.000 Personen an einer österreichischen Universität, Fachhochschule oder Pädagogischen Hochschule inskribiert. Die Gesamtzahl der Studierenden ist damit gegenüber dem Vorjahr stabil geblieben, wobei es teils sehr unterschiedliche Entwicklungen zwischen den einzelnen Bildungseinrichtungen gibt. Die Zahl der Erstinskribenten lag letztes Wintersemester bei knapp 72.000 Personen.

Wo studieren die meisten?

Mehr als drei Viertel der Studierenden studieren an einer öffentlichen Universität oder machen dort einen Lehrgang. 15 Prozent studieren an Fachhochschulen, acht Prozent an Pädagogischen Hochschulen und vier Prozent an Privatuniversitäten.

Was sind da die unterschiedlichen Trends?

Relative Zuwächse an Studierenden gegenüber dem Vorjahr sind bei Privatuniversitäten mit elf Prozent und Fachhochschulen mit vier Prozent zu verzeichnen. Bei öffentlichen Universitäten, die aber nach wie vor die weitaus meisten Studierenden haben, war die Anzahl der Studierenden mit einem Prozent leicht und bei den Pädagogischen Hochschulen mit sieben Prozent rückläufig.

Welches sind die beliebtesten Studienrichtungen?

Hier gibt es einen Unterschied zwischen Männern und Frauen. Bei Frauen sind geisteswissenschaftliche Studien am beliebtesten – 35 Prozent aller Studentinnen sind in dieser Hauptstudienrichtung inskribiert. Bei Männern ist der Anteil an technischen Studien mit 26 Prozent am höchsten. An zweiter Stelle stehen bei Frauen Naturwissenschaften, gefolgt von Wirtschaftswissenschaften und Jus. Bei den Männern folgen in der Beliebtheitsskala Geisteswissenschaften an zweiter und Wirtschafts- und Naturwissenschaften an dritter und vierter Stelle.

Gelingt der Übergang vom Studium in den Arbeitsmarkt?

95 Prozent aller Studienabsolventen sind ein Jahr nach Studienabschluss in Beschäftigung. 79 Prozent sind unselbstständig beschäftigt, vier Prozent selbstständig. Knapp zwölf Prozent sind geringfügig beschäftigt oder haben freie Dienstverträge. Nach drei Jahren stehen knapp 98 Prozent in Beschäftigung.

Wie sieht es mit den Verdienstmöglichkeiten nach Abschluss der einzelnen Studienrichtungen aus?

Wenn wir uns die Bruttomonatsverdienste ein Jahr nach Studienabschluss ansehen, so verdienen Akademikerinnen und Akademiker über alle Studienrichtungen im Mittel rund 2000 Euro. Überdurchschnittlich verdienen Absolventinnen und Absolventen von Wirtschaftswissenschaften mit knapp 2740 Euro, gefolgt von Rechtswissenschaften mit 2700 Euro, Lehrer mit 2650 Euro und Absolventen der Naturwissenschaften mit 2320 Euro.

Und wo verdient man weniger?

Unterdurchschnittlich sind die Einkommen ein Jahr nach Abschluss eines Studiums der Geistes- und Kulturwissenschaften mit 1700 Euro, gefolgt von Sozialwissenschaften mit 1900 Euro.

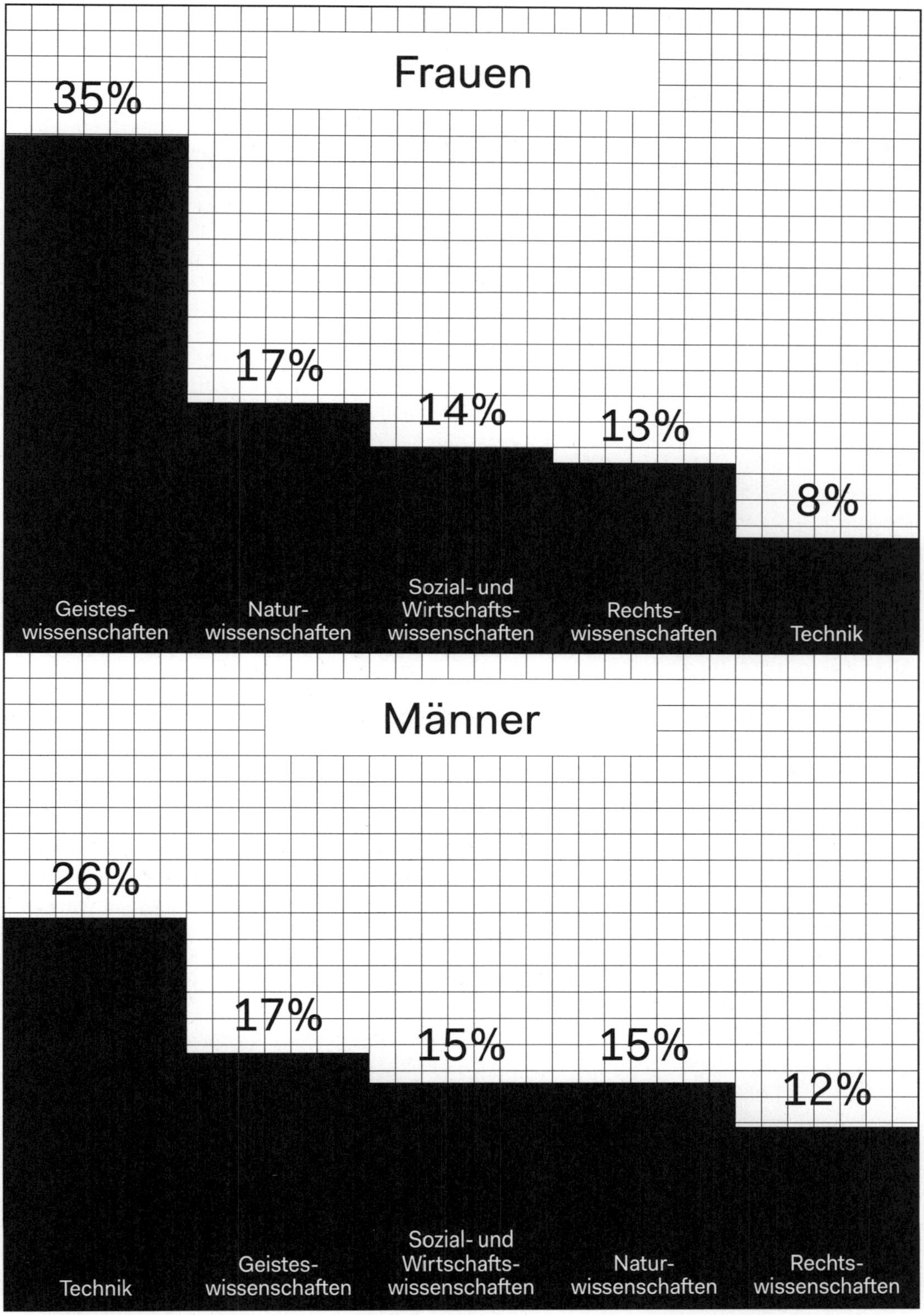

Was sind die fünf beliebtesten Studienrichtungen von Männern und Frauen?

Quelle: STATISTIK AUSTRIA, Tourismusstatistik, quartalsweise Stichprobenerhebung zu Urlaubs- und Geschäftsreisen

Wie viele Unternehmen werden pro Jahr in Österreich gegründet?

Österreich, das Land der Pensionisten und Beamten? Stimmt nicht. Jedes Jahr werden zehntausende Firmen gegründet. Was steckt dahinter?

Die Dynamik einer Volkswirtschaft zeigt sich unter anderem an der Neugründungsrate von Unternehmen. Wie dynamisch ist unsere Wirtschaft?

Konrad Pesendorfer: Im Jahr 2016 wurden insgesamt knapp 42.000 Unternehmen neu gegründet. Das entspricht einer Neugründungsrate – also dem Anteil der neu gegründeten Unternehmen an allen Unternehmen – von 7,7 Prozent.

Ist das hoch im internationalen Vergleich?

Was die Neugründungsrate betrifft, liegt Österreich im EU-Vergleich im unteren Viertel. In Ländern wie Griechenland und Belgien, aber auch in Deutschland und Finnland werden im gesamtwirtschaftlichen Kontext vergleichsweise jährlich weniger Unternehmen neu gegründet als in Österreich

Und wo sind die Neugründungsraten besonders hoch?

Die Spitzenreiter in der EU sind Litauen, Portugal und das Vereinigte Königreich. Dort ist die Neugründungsrate mehr als doppelt so hoch wie in Österreich.

In welchen Bereichen werden in Österreich die meisten Unternehmen gegründet?

Neun von zehn Neugründungen erfolgen im Dienstleistungsbereich, die meisten davon im Gesundheits- und Sozialwesen, im Handel sowie in den freiberuflichen beziehungsweise technischen Dienstleistungen. Auch was die Neugründungsrate betrifft, war im Jahr 2016 die im Gesundheits- und Sozialwesen – dazu zählen etwa die Hauskrankenpflege, Pflegeheime oder Tagesbetreuung von Kindern – mit 12,6 Prozent am höchsten.

Wie viele Beschäftigte haben neu gegründete Unternehmen im Durchschnitt?

Knapp 80 Prozent der neu gegründeten Unternehmen haben im Jahr der Gründung keine unselbstständig Beschäftigten, drei Viertel werden als Einzelunternehmen gegründet. 15 Prozent der Unternehmen haben zwischen einem und vier unselbstständig Beschäftigte, der Rest fünf oder mehr. Im Durchschnitt haben neu gegründete Unternehmen damit 1,7 Beschäftigte, wobei das von Branche zu Branche teils sehr unterschiedlich ist.

Welche Branchen haben mehr Beschäftigte?

Vor allem Neugründungen im Gastgewerbe sind mit durchschnittlich 3,4 Beschäftigten deutlich beschäftigungsintensiver als der Österreich-Durchschnitt. Aber auch in den Bereichen Verkehr, sonstige wirtschaftliche Dienstleistungen und Bau sind bei Neugründungen durchschnittlich mehr Personen beschäftigt als im Durchschnitt der Gesamtwirtschaft.

Gibt es Unterschiede zwischen Männern und Frauen, die Unternehmen gründen?

54 Prozent der Einzelunternehmen werden von Frauen gegründet. Allerdings konzentrieren sich die Neugründungen durch Frauen vor allem auf das Gesundheits- und Sozialwesen und auf die Erbringung persönlicher Dienstleistungen, während von Männern neu gegründete Einzelunternehmen vor allem in den Bereichen Einzelhandel, Gastronomie und Bauinstallation zu finden sind.

Wie lange überleben neu gegründete Unternehmen im Durchschnitt?

Wenn wir uns jene Unternehmen ansehen, die im Jahr 2011 neu gegründet wurden, so waren nach einem Jahr noch 88 Prozent aktiv, nach drei Jahren 62 Prozent und nach fünf Jahren nur noch jedes zweite Unternehmen.

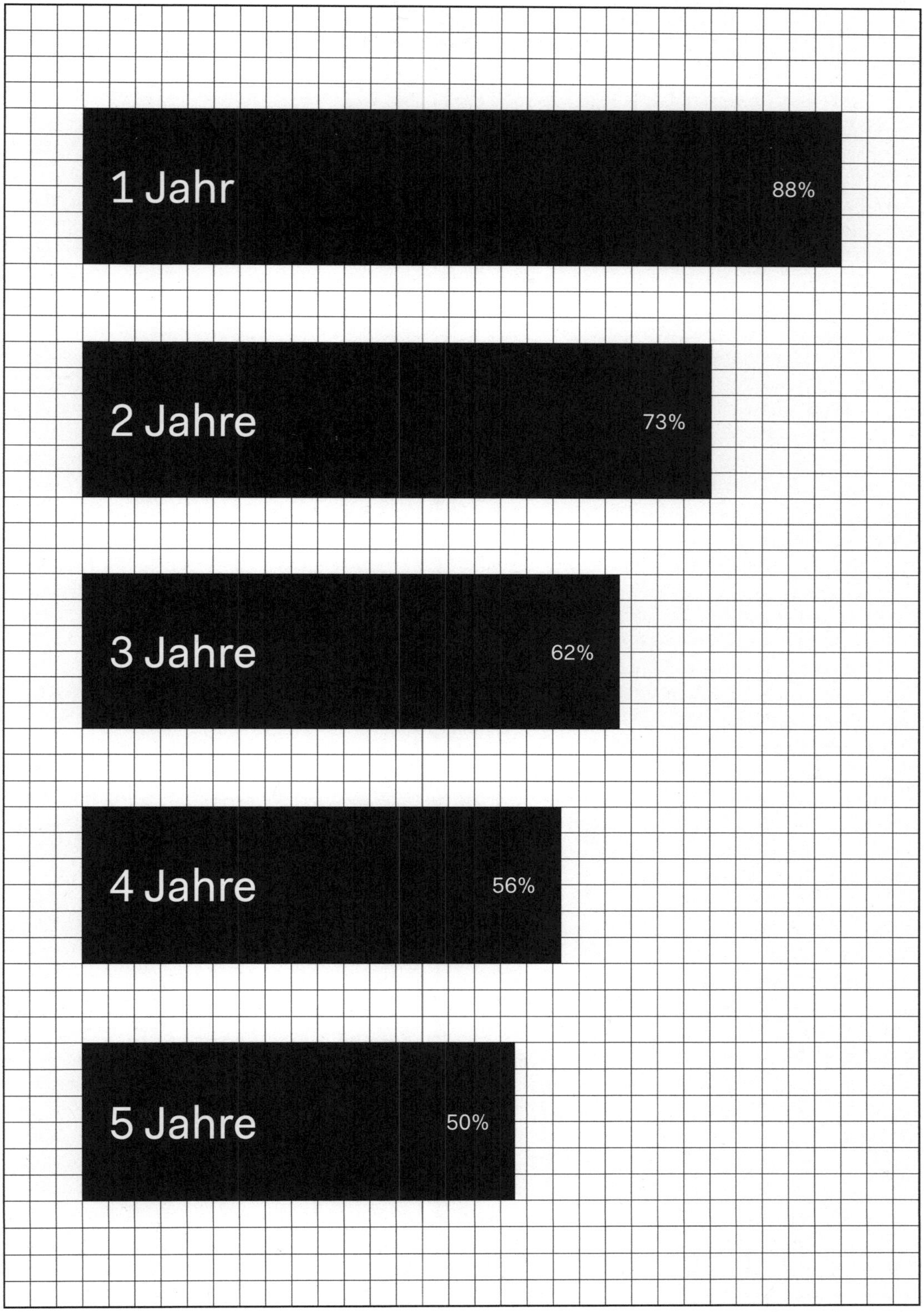

Wie lange überlebten 2011 neu gegründete Unternehmen?

Quelle: STATISTIK AUSTRIA, Statistik zur Unternehmensdemografie 2016. Stand: Juni 2018. Vorläufige Zahlen

Wie gut sind Migranten in Österreich integriert, wie heimisch fühlen sie sich?

Österreich behandelt die Themen Migration und Integration traditionell auf Basis von Gefühlen, nach Erfahrungen: den Problemen mit den Neuen auf der Achterstiege, dem Arbeitskollegen, der ständig beten geht, den Geschichten, die eine befreundete Deutschlehrerin erzählt. Ganz Österreich? Nein! Die Statistik Austria hat die Fakten zum Thema erhoben.

Derzeit wird eher über Migration als über Integration gesprochen. Wie gut ist die nichtösterreichische Bevölkerung in unsere Gesellschaft integriert?

Konrad Pesendorfer: Diese Frage ist so kaum zu beantworten, weil sich die nichtösterreichische Bevölkerung nicht als ein einheitlicher Block beschreiben lässt. Wir sprechen von knapp zwei Millionen Menschen mit Migrationshintergrund. 1,4 Millionen haben keinen österreichischen Pass. Um den Integrationserfolg oder -misserfolg zu beurteilen, muss man den unterschiedlichen Bildungsgrad, die Möglichkeiten am Arbeitsmarkt je nach Herkunft und die unterschiedliche Aufenthaltsdauer der Menschen berücksichtigen.

Woher kommen diese zwei Millionen Menschen also?

39 Prozent kommen aus der Europäischen Union – 187.000 davon aus Deutschland. 26 Prozent kommen aus dem ehemaligen Jugoslawien, 14 Prozent aus der Türkei. Etwa fünf Prozent kommen aus Syrien, Afghanistan oder dem Irak – eine Folge der jüngsten Flüchtlingsmigration.

Diese Flüchtlingsmigration hat aber seit 2015 stark abgenommen.

Ja, allein im Jahr 2015 sind etwas mehr als 50.000 Flüchtlinge aus Syrien, Afghanistan oder dem Irak nach Österreich gekommen. Zwei Jahre später, 2017, waren es nur noch 5600 Flüchtlinge.

Wie gut sind die Menschen unterschiedlicher Herkunft integriert?

Ein guter Gradmesser dafür ist die Integration auf dem Arbeitsmarkt. Im Jahr 2017 lag die nationale Arbeitslosenquote von Österreichern bei 7,5 Prozent, jene von Nichtösterreichern bei 12,5 Prozent. Wenn man aber genauer hinsieht, war die Arbeitslosenquote von EU-Bürgern aus Staaten, die vor 2007 der EU beigetreten sind, etwas niedriger als jene der Österreicher. Deutlich höher war hingegen die Arbeitslosigkeit bei Personen aus EU-Staaten, die erst 2007 der Union beigetreten sind, also aus dem ehemaligen Jugoslawien, oder bei Personen aus der Türkei. Bei Menschen aus Syrien, Afghanistan oder dem Irak lag die Arbeitslosigkeit überhaupt bei 48 Prozent.

Fühlen sich Menschen mit Migrationshintergrund eigentlich in Österreich heimisch?

92 Prozent der Personen mit Migrationshintergrund sagen, dass sie sich in Österreich sehr oder eher heimisch fühlen. Im Jahr 2010 waren das erst knapp 86 Prozent. 68 Prozent fühlen sich Österreich eher zugehörig als dem Herkunftsland, wobei dieses Gefühl mit der Länge des Aufenthalts in Österreich ansteigt.

Und wie sehen die Österreicher den Integrationserfolg?

Deutlich pessimistischer. Mehr als die Hälfte – nämlich knapp 55 Prozent – glaubt, dass Integration eher oder sehr schlecht funktioniert. Das ist viel, aber deutlich weniger als noch vor acht Jahren, damals lag dieser Wert bei 69 Prozent. Auffällig ist, dass junge Menschen zwischen 15 und 19 Jahren den Integrationserfolg als deutlich besser einschätzen als der Durchschnitt. In dieser Hinsicht besonders pessimistisch sind Akademiker und Menschen mit hohem Einkommen.

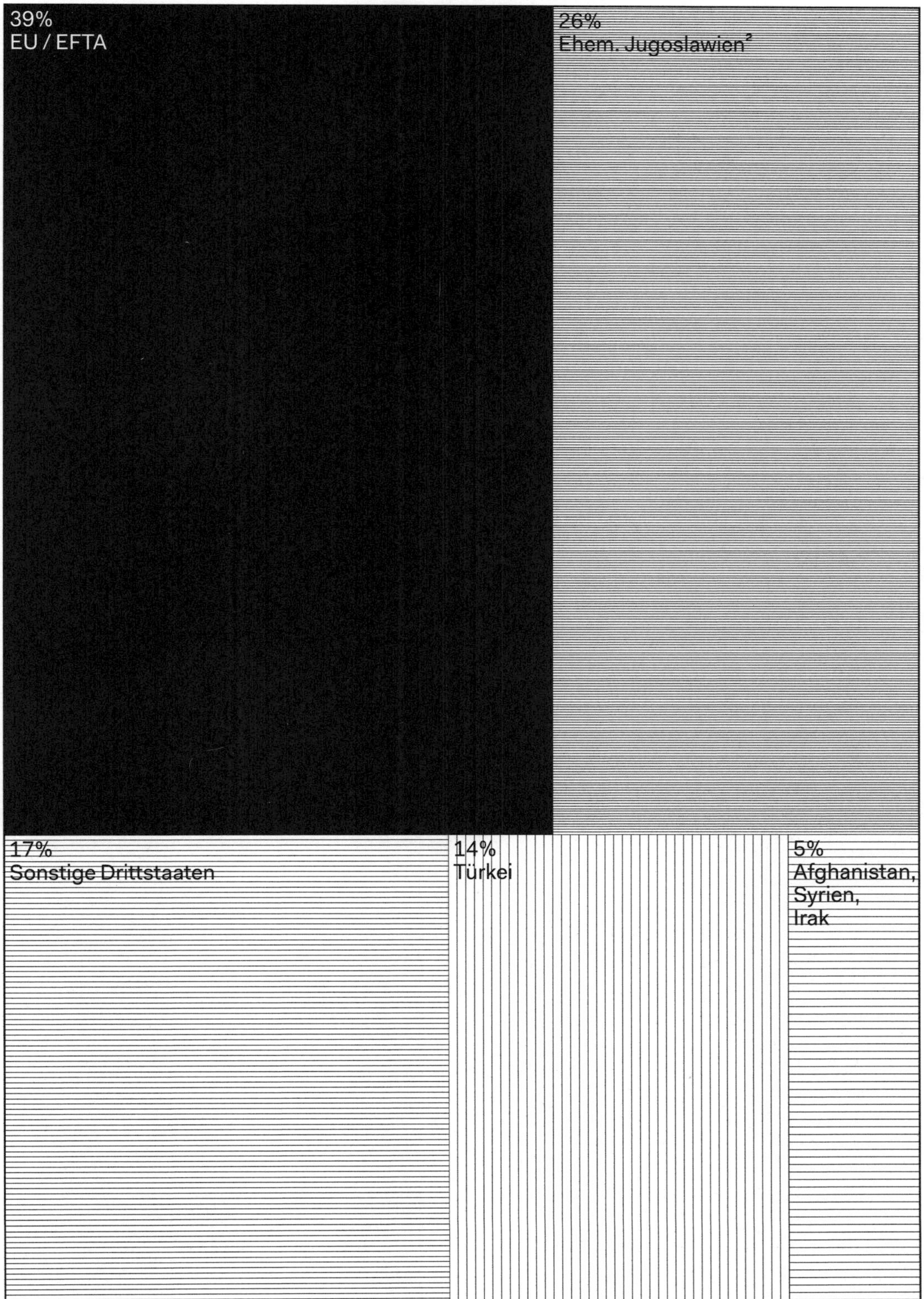
39%
EU / EFTA
26%
Ehem. Jugoslawien[2]
17%
Sonstige Drittstaaten
14%
Türkei
5%
Afghanistan,
Syrien,
Irak

Bevölkerung mit Migrationshintergrund in Österreich 2017[1]

Quelle: STATISTIK AUSTRIA – 1) Mikrozensus-Arbeitskräfteerhebung (Jahresdurchschnitt über alle Wochen). Bevölkerung in Privathaushalten. Rundungsdifferenzen nicht ausgeglichen – 2) Außerhalb der EU

Welche Branche sind die Umsatzkönige und was bringt das dem Staat an Steuern?

Niemand zahlt sie gern: Steuern. Und der Umsatzsteuer kommt keiner aus, der etwas kauft. Wie viel die Österreicher jährlich dem Staat an Umsatzsteuer in die Kassen spülen.

Wie viel Steuern hebt die Republik Österreich insgesamt ein?

Konrad Pesendorfer: Das gesamte Abgabenvolumen hat in Österreich im Jahr 2017 insgesamt knapp 85 Milliarden Euro betragen.

Und welche Steuern haben dabei die höchsten Erträge gebracht?

Die bedeutendsten Einzelsteuern sind die Umsatzsteuer mit einem Drittel des Gesamtsteueraufkommens, gefolgt von der Lohnsteuer und der Körperschaftssteuer mit Anteilen von 30 beziehungsweise neun Prozent.

Konzentrieren wir uns auf die Umsatzsteuer: Wie sieht die genau aus?

Die Umsatzsteuer ist eine indirekte Steuer. Das heißt, dass Steuerschuldner – in dem Fall Unternehmen – nicht identisch sind mit denjenigen, die die Steuer letztendlich bezahlen müssen, nämlich den Konsumenten. Die Umsatzsteuer ist auf Umsätze zu entrichten, die im Inland durch den Verkauf von Waren und Dienstleistungen entstehen. Unternehmen, die im Jahr weniger als 30.000 Euro Umsatz machen, sind von dieser Steuer befreit.

Und wie hoch ist der Umsatzsteuersatz?

Der Normalsteuersatz liegt bei 20 Prozent. Es gibt auch einen ermäßigten Steuersatz von zehn Prozent, etwa auf die Vermietung von Wohnungen, Personenbeförderung, die Müllabfuhr oder die Lieferung von Büchern, Zeitungen und Lebensmitteln. Ein weiterer ermäßigter Satz von 13 Prozent wird etwa auf Umsätze von Künstlern eingehoben. Ab November 2018 wird der Steuersatz bei der Zimmervermietung und der Vermietung von Campingplätzen wieder von 13 auf zehn Prozent gesenkt.

In welchen Branchen werden die meisten Umsätze gemacht?

Die höchsten steuerbaren Umsätze werden mit 212 Milliarden Euro im Handel von etwa 100.000 steuerpflichtigen Unternehmen erwirtschaftet, gefolgt von der Herstellung von Waren mit 159 Milliarden Euro Umsatz von etwa 30.000 Unternehmen. Diese Zahlen beziehen sich auf das Jahr 2015, für das bereits genaue Umsatzsteuerbescheide vorliegen.

Wie viele umsatzsteuerpflichtige Unternehmen gibt es insgesamt?

Insgesamt gibt es knapp 675.000 Umsatzsteuerfälle. Das sind Unternehmen, aber auch umsatzsteuerpflichtige Einzelpersonen. 20 Prozent des gesamten Umsatzsteueraufkommens stammen von den 176 Unternehmen mit Jahresumsätzen von mehr als 400 Millionen Euro. 90 Prozent der Unternehmen haben Umsätze von unter 700.000 Euro.

Wie viele Einzelunternehmer gibt es in Österreich?

Etwa 58 Prozent der Unternehmen sind Einzelunternehmer – allerdings beträgt ihr Anteil an den Gesamtumsätzen nur knapp acht Prozent. Mehr als die Hälfte der Umsätze werden von Gesellschaften mit beschränkter Haftung erzielt – jedes sechste Unternehmen hat diese Gesellschaftsform. Zwölf Prozent der Umsätze werden von Aktiengesellschaften erwirtschaftet, die aber nur 0,2 Prozent der Unternehmen ausmachen.

Und in welchen Bundesländern fallen die meisten Umsätze an?

An der Spitze steht hier die Bundeshauptstadt Wien mit einem Drittel aller in Österreich erwirtschafteten Umsätze, gefolgt von Oberösterreich mit 16 Prozent und Niederösterreich und der Steiermark mit jeweils 13 Prozent.

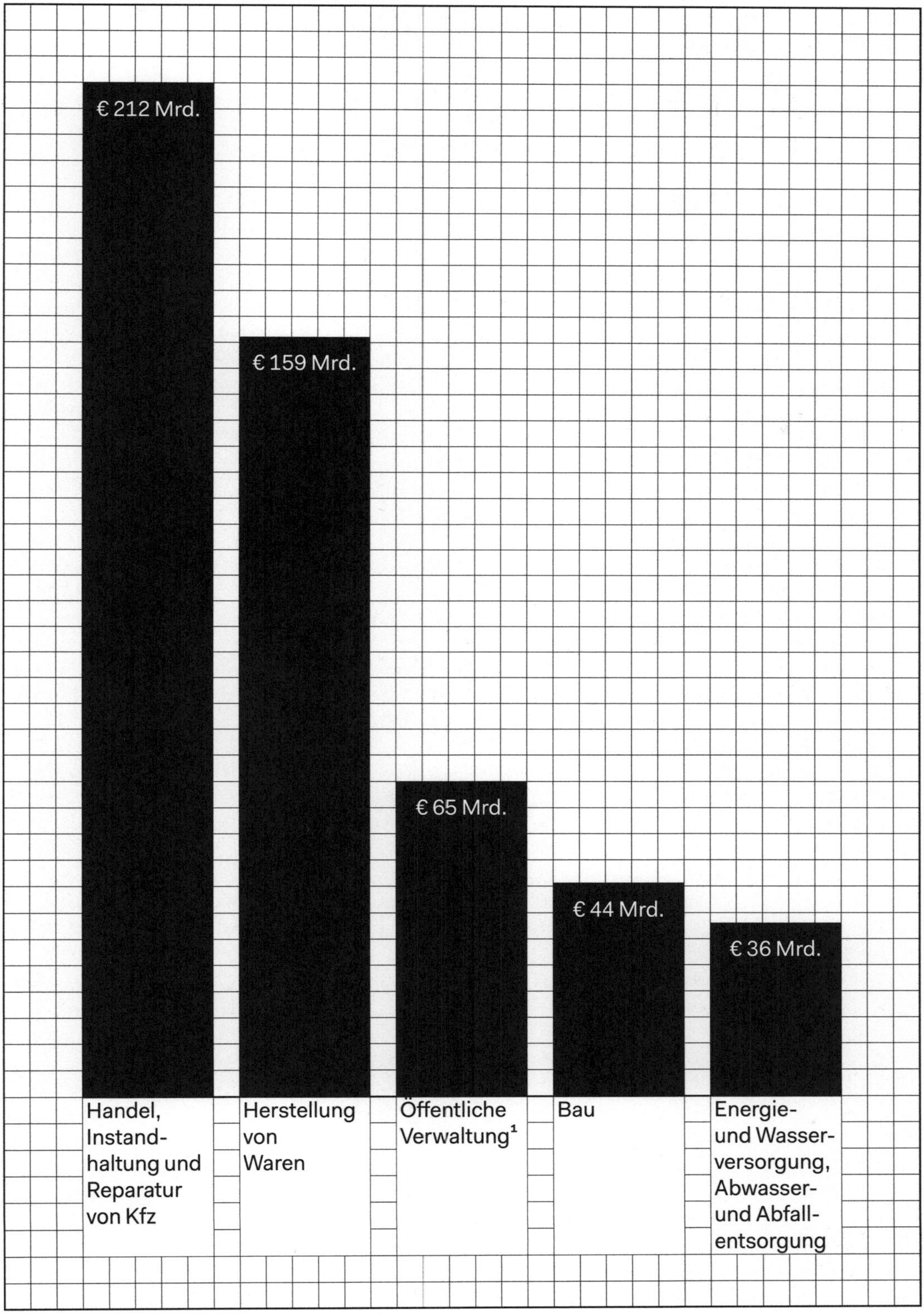

Welche Branchen machen die meisten Umsätze?

Quelle: STATISTIK AUSTRIA – 1) Sozialversicherungsträger, gewerbliche Betriebe von Körperschaften des öffentlichen Rechts

Wie viele Stunden arbeiten die Österreicher pro Woche?

Wie sieht es mit der Arbeitszeit der Österreicher eigentlich derzeit aus?

Es wird viel über die Arbeitszeit diskutiert. Wie viele Stunden arbeiten die Österreicher in der Woche?

Konrad Pesendorfer: Die durchschnittliche Arbeitszeit betrug in Österreich im Jahr 2017 36,5 Stunden pro Woche, wobei Männer mit 40,6 Stunden deutlich länger arbeiteten als Frauen mit durchschnittlich 31,9 Stunden. Das ist der Tatsache geschuldet, dass die Teilzeitquote bei den Frauen bei 47,7 Prozent liegt, bei Männern jedoch nur bei 11,9 Prozent.

Sind hier Urlaube schon berücksichtigt?

Nein, die 36,5 Stunden sind die sogenannte Normalarbeitszeit. Wenn man Urlaube und Fehlzeiten wie zum Beispiel Krankenstände abzieht und andererseits Überstunden dazurechnet, erhält man die tatsächlich geleistete Arbeitszeit. Die hat im Jahr 2017 insgesamt 31,3 Stunden ausgemacht, 35,1 Stunden bei Männern und 26,9 Stunden bei Frauen.

Und wenn man nur jene betrachtet, die vollzeitbeschäftigt sind?

Dann beträgt die tatsächlich geleistete Arbeitszeit bei Männern 37,6 Stunden und bei Frauen 35 Stunden, im Durchschnitt aller Vollzeitbeschäftigter 36,7 Stunden. Damit arbeiten Vollzeitbeschäftigte heute um durchschnittlich 2,6 Stunden weniger als noch 2007, als die tatsächlich geleistete Arbeitszeit noch 39,3 Stunden betragen hat.

Sind die Menschen eigentlich zufrieden mit dem Ausmaß der von ihnen geleisteten Arbeitsstunden?

Knapp drei von vier Erwerbstätigen sind mit ihrer Arbeitszeit zufrieden. Etwa 20 Prozent geben an, dass sie gerne weniger Stunden arbeiten würden, acht Prozent würden das Stundenausmaß gerne erhöhen.

Gibt es Unterschiede zwischen Männern und Frauen?

Ja. Der Wunsch nach Arbeitszeitreduktion ist bei Männern mit 22 Prozent ausgeprägter als bei Frauen mit 16 Prozent, was nicht überraschend ist, weil ja bereits fast jede zweite Frau in Österreich teilzeitbeschäftigt ist. Außerdem äußern eher Menschen mit höherem Bildungsabschluss, die bereits eine hohe wöchentliche Normalarbeitszeit haben, den Wunsch nach Arbeitszeitreduktion. Nicht jeder kann es sich leisten, auf bezahlte Arbeitsstunden zu verzichten.

Wie viele Stunden mehr arbeiten diejenigen, die Überstunden machen?

2017 wurden von denen, die Überstunden gemacht haben, durchschnittlich 7,2 Überstunden pro Woche geleistet, wobei es bei Männern mit 7,7 Stunden etwas mehr sind als bei Frauen mit 6,3. Die Anzahl der Überstunden ist in den letzten Jahren zurückgegangen. Vor zehn Jahren wurden pro Woche noch durchschnittlich 8,8 Überstunden geleistet.

Sind die Überstunden auch alle bezahlt?

Von den 7,2 Überstunden werden 5,9 Stunden bezahlt – knapp ein Fünftel sind demnach unbezahlte Überstunden.

Hat der Rückgang an Überstunden auch damit zu tun, dass diese oft pauschal abgegolten werden?

Durchaus. 15 Prozent aller unselbstständig Erwerbstätigen haben eine spezielle Regelung. Acht Prozent – und hier vor allem Männer – haben sogenannte All-in-Verträge. Sechs Prozent haben eine Überstundenpauschale und ein Prozent eine andere Überstundenregelung.

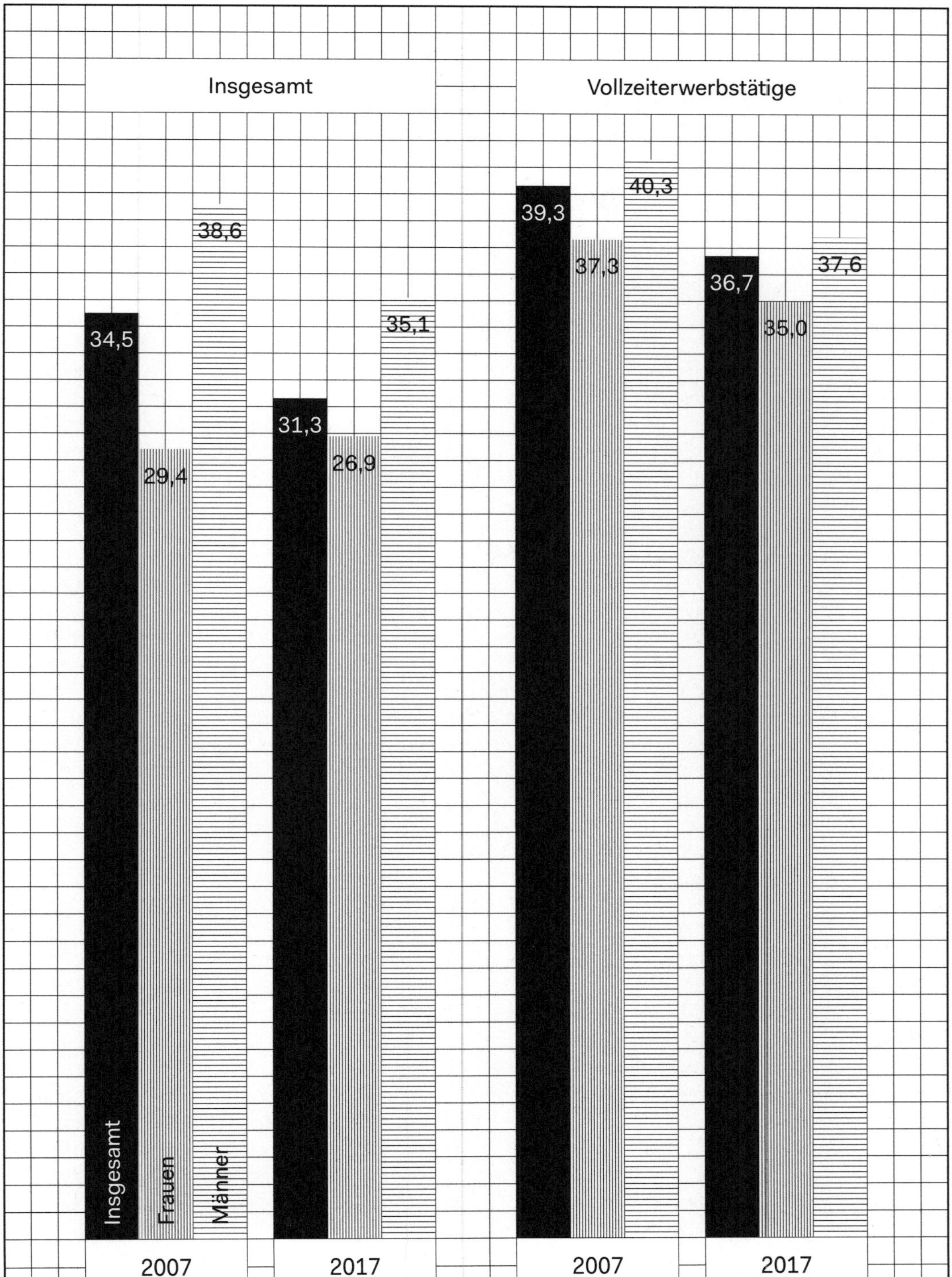

Wie viele Wochenarbeitsstunden werden pro Person tatsächlich geleistet?[1]

Quelle: Siehe S. 114

Äpfel und Birnen und die sieben Zwetschken. Was wissen die Obstreferenten?

Früher, als die Statistik Austria noch „Statistisches Zentralamt" hieß, spotteten viele über die Zwetschkenbaumzähler. Doch die Arbeit der „Obstreferenten" hat einen tieferen Grund. Hier das Wissen dieser wichtigen Informationslieferanten.

Wie viel Obst wird in Österreich eigentlich Jahr für Jahr produziert?

Konrad Pesendorfer: Wenn wir den Zehnjahresdurchschnitt bilden, so werden in Österreich pro Jahr ungefähr 230.000 Tonnen Obst aus Erwerbsanlagen produziert. Allerdings schwankt der Ernteertrag von Jahr zu Jahr oft stark, weil die Landwirtschaft natürlich sehr wetterabhängig ist. In den letzten zwei Jahren hatten wir sehr unterdurchschnittliche Ernteergebnisse.

Macht sich hier bereits der Klimawandel bemerkbar?

Dieses Urteil lässt sich wahrscheinlich erst längerfristig treffen. 2016 war jedenfalls ein außergewöhnlich schlechtes Erntejahr und auch 2017 hatte man mit dem Spätfrost im April und einem extrem trockenen Sommer zu kämpfen.

Wie viele Tonnen wurden dann letztes Jahr schließlich geerntet?

Insgesamt hat man 2017 160.000 Tonnen an Obst geerntet, damit liegt man knapp ein Drittel unter dem Zehnjahresdurchschnitt. Das äußerst schwache Erntejahr 2016 mit nur 84.200 Tonnen konnte aber doch deutlich übertroffen werden.

Welches Obst wird vor allem angebaut?

Mehr als 80 Prozent der letztjährigen Obsternte entfielen auf Äpfel, vier Prozent auf Birnen und der Rest auf Stein- und Beerenobst sowie Walnüsse. Nach dem Einbruch der Apfelernte im Jahr 2016 hat man im Vorjahr ein besseres Ergebnis erzielt, aber bei weitem nicht an frühere Erntejahre anschließen können.

Welche Obstarten verstecken sich hinter den Kategorien Stein- und Beerenobst genau?

Beim Steinobst dominieren die Marillen mit einer Erntemenge von 5000 Tonnen, gefolgt von Kirschen und Weichseln, Zwetschken und Pfirsichen. Mehr als drei Viertel der rund 15.000 Tonnen Beerenproduktion entfallen auf Erdbeeren, der Rest teilt sich auf Ribiseln, Himbeeren und Heidelbeeren auf. In geringem Ausmaß werden auch noch Spezialkulturen wie Kiwis, Brombeeren und Stachelbeeren angebaut.

Welche Bundesländer sind führend in der Obstproduktion?

Bei Äpfeln und Birnen hat eindeutig die Steiermark die Nase vorn. Knapp drei von vier Äpfeln werden in der Steiermark geerntet, auf Niederösterreich entfallen knapp elf Prozent und auf Oberösterreich neun Prozent der Apfelproduktion. Bei den Birnen hat die Steiermark einen Anteil von 46 Prozent, Niederösterreich von 32 Prozent und Oberösterreich von 15 Prozent.

Und bei den anderen Obstarten?

Beim Steinobst, insbesondere bei Marillen, ist Niederösterreich führend, aber auch im Burgenland werden viele Marillen geerntet. Bei den Erdbeeren sind die Bundesländer Niederösterreich und Oberösterreich die stärksten Produzenten.

Woher kommen eigentlich diese Zahlen?

Die Obsterträge aus Erwerbsanlagen werden jährlich durch Befragungsdaten der Landwirtschaftskammern sowie aus Verwaltungsdaten errechnet. Angaben zu Streuobstbau gehen dankenswerterweise auf Meldungen der rund 1700 ehrenamtlich tätigen Obstreferenten der Statistik Austria zurück. Diese decken Jahr für Jahr ein ihnen zugeteiltes Erntegebiet ab und liefern uns verlässliche Daten.

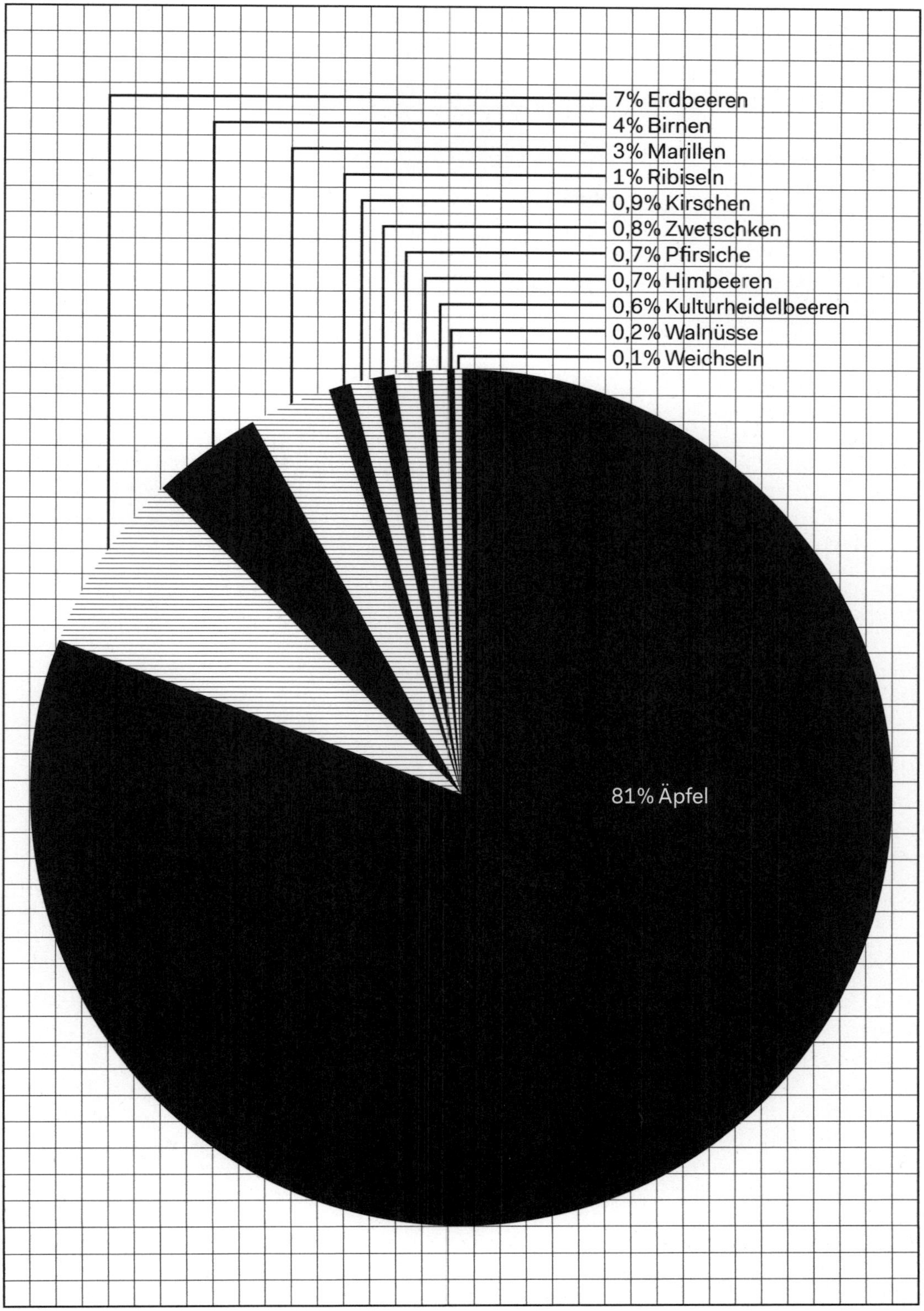

Welche Obstarten werden in Österreich produziert?

Quelle und Grafik: STATISTIK AUSTRIA, Obsternteerhebung – Rundungsdifferenzen nicht ausgeglichen

Wie viele Lkw sind pro Jahr in Österreich unterwegs und wo fahren die meisten?

Tag und Nacht rollt die Blechkarawane, die dafür sorgt, dass die Supermärkte stets mit Waren aus aller Welt bestückt sind. Wie viele Lkw rauschen täglich durch Österreich? Und wo sind die am stärksten befahrenen Transitstrecken?

Bei den 30 wichtigsten Indikatoren für unser Land, die die Statistik Austria in „Wie geht's Österreich?" Jahr für Jahr veröffentlicht, wird der Bereich Verkehr meist sehr kritisch beurteilt. Wie viele Tonnen werden jährlich in unserem Land verfrachtet?

Konrad Pesendorfer: Im Jahr 2017 betrug das Gesamttransportaufkommen aller Verkehrsträger in Österreich insgesamt etwas mehr als 700 Millionen Tonnen.

Wie teilt sich das auf die einzelnen Verkehrsträger auf?

510 Millionen Tonnen, also fast drei Viertel des gesamten Transportaufkommens, werden auf Österreichs Straßen befördert. Der Anteil der Schiene fällt im Vergleich mit 15 Prozent relativ gering aus. Zehn Prozent des Transportaufkommens werden in Rohrleitungen transportiert – vor allem Erdöl und Gas –, und etwas mehr als ein Prozent entfällt auf die Schifffahrt.

Dabei muss man aber auch die zurückgelegten Distanzen berücksichtigen?

Ja. Multipliziert man das Transportaufkommen mit der zurückgelegten Wegstrecke, erhält man die sogenannte Transportleistung. Dort steigt der Schienenanteil mit 27 Prozent etwas besser aus, weil mit Güterzügen im Vergleich zum Straßengüterverkehr längere Strecken zurückgelegt werden. Aber auch da liegt der Straßenverkehrsanteil bei 50 Prozent.

Wie groß ist das Transitverkehrsproblem?

72 Prozent des Straßengüterverkehrs entfallen auf den Inlandsverkehr, 17 Prozent sind Importe oder Exporte nach beziehungsweise von Österreich, und elf Prozent des Straßengüterverkehrs sind Transitverkehr. Sieht man sich allerdings die Entwicklung an, so wird der Transitverkehr immer wichtiger.

Warum ist das so?

Der Transitverkehr hat 2017 allein gegenüber dem Vorjahr um zehn Prozent zugelegt, während der Inlandsverkehr nur um drei Prozent gewachsen ist. Auch wenn man sich den langjährigen Vergleich seit 2009 ansieht, ist das Transportaufkommen ausländischer Straßengüterfahrzeuge um 39 Prozent gewachsen. Inländische Straßengüterfahrzeuge haben im selben Zeitraum um 15 Prozent zugelegt.

Welche sind die am stärksten befahrenen Transitstrecken?

Der Transitverkehr zwischen Deutschland und Italien machte im Jahr 2017 mit 14 Millionen Tonnen mehr als ein Viertel des Gesamttransits auf Österreichs Straßen aus. Viele Güter aus Italien oder Deutschland werden aber auch über Österreichs Straßen weiter in osteuropäische Länder wie Polen, Ungarn oder Rumänien befördert. Das Transportaufkommen aus osteuropäischen Staaten im Transitverkehr durch Österreich betrug insgesamt 17 Millionen Tonnen.

Und woher kommen die meisten ausländischen Lkw auf Österreichs Straßen?

Von den ausländischen Güterkraftfahrzeugen auf Österreichs Straßen wurde 2017 das höchste Transportaufkommen von in Polen registrierten Fahrzeugen erbracht. Deutsche Güterkraftfahrzeuge, die bisher die größten Mengen befördert hatten, wurden damit auf Platz zwei verdrängt. Es folgen Fahrzeuge aus Ungarn, Slowenien und Rumänien.

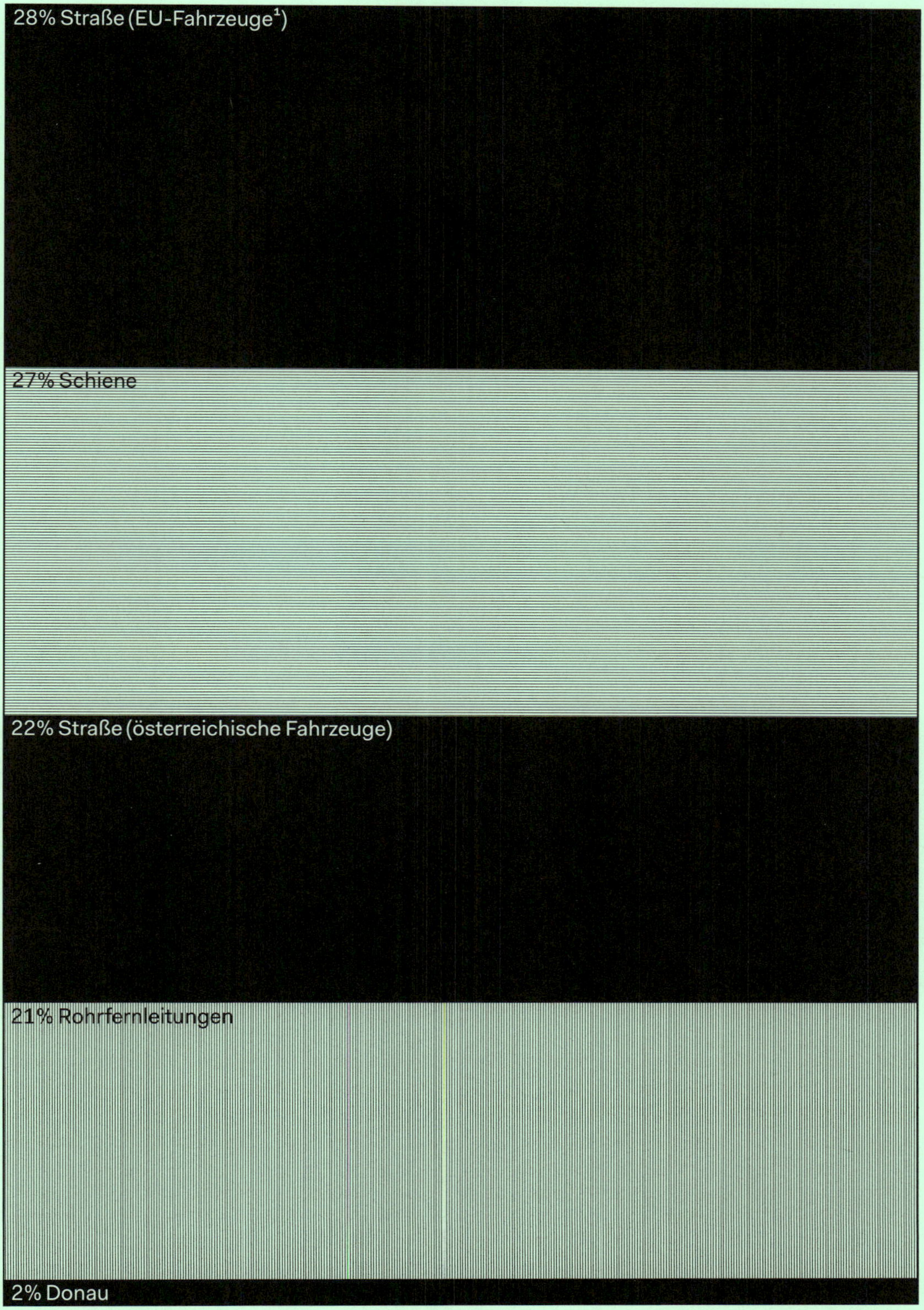

Transportleistung 2017 = Transportaufkommen mal zurückgelegte Wegstrecke in km

Quelle: STATISTIK AUSTRIA, Verkehrsstatistik – 1) Inkl. Norwegen, Schweiz und Liechtenstein

Was wird für Sozialleistungen ausgegeben und wer bezieht Mindestsicherung?

Wie sich die Sozialausgaben verteilen und wer sie erhält.

Das Sozialministerium feierte 2018 sein 100-jähriges Bestehen. Wie viel wird in Österreich an Sozialleistungen ausgegeben?

Konrad Pesendorfer: Die Sozialausgaben haben in Österreich im Jahr 2017 rund 109 Milliarden Euro ausgemacht, das entspricht knapp 30 Prozent des BIP.

Welche Sozialleistungen fallen hier besonders ins Gewicht?

Zahlungen für Pensionen und Pflege machen mit 44 Prozent den Großteil der Sozialausgaben aus. 26 Prozent werden für die Gesundheitsversorgung aufgewendet, neun Prozent für Familien, jeweils sechs Prozent für Invalidität, Hinterbliebene und Arbeitslosigkeit sowie drei Prozent für Wohnen und die Bekämpfung sozialer Ausgrenzung, darunter die Mindestsicherung.

Wie viel wurde letztes Jahr insgesamt für die Mindestsicherung ausgegeben?

2017 wurden für die Mindestsicherung 977 Millionen Euro ausgegeben, das sind weniger als ein Prozent der gesamten Sozialausgaben. 95 Prozent der Ausgaben in der Mindestsicherung entfallen auf die Bereiche Lebensunterhalt und Wohnen, der Rest auf den Krankenversicherungsschutz.

Stimmt es, dass Wien den Großteil der Kosten für die Mindestsicherung trägt?

Ja. Die Bundeshauptstadt hat 2017 insgesamt knapp 640 Millionen Euro für die Mindestsicherung ausgegeben. Das entspricht 65 Prozent der gesamten Ausgaben Österreichs in diesem Bereich.

Und wie viele Menschen beziehen Mindestsicherung?

Im Jahr 2017 waren es insgesamt über das Jahr verteilt etwas mehr als 332.000 Personen, pro Monat durchschnittlich 239.000. Gegenüber dem Vorjahr gab es einen Anstieg der mindestsicherungsbeziehenden Personen von nur 0,1 Prozent – also quasi eine Stagnation. Was bedenklich ist, ist, dass unter dem Bezieherkreis vor allem viele Kinder sind.

Kinder?

Ja, von den durchschnittlich 239.000 Personen, die Mindestsicherung bezogen haben, hatten Kinder mit 35 Prozent den größten Anteil. Frauen haben einen Anteil von 34 Prozent und Männer von 31 Prozent. Oft sind es Paare oder Alleinerziehende mit Kindern, die Mindestsicherung beziehen. Die größte Gruppe der Mindestsicherungsbezieher sind aber Alleinstehende – sie machen 64 Prozent der Bedarfsgemeinschaften aus.

Und wie groß ist der Anteil der Ausländer, die Mindestsicherung beziehen?

Die Hälfte der mindestsicherungsbeziehenden Personen hat die österreichische Staatsbürgerschaft, knapp ein Drittel kommt aus Drittstaaten, der Rest sind vor allem EU-Bürger. 31 Prozent der Bezieher sind Asyl- oder subsidiär Schutzberechtigte.

Wie lange wird Mindestsicherung im Durchschnitt bezogen?

Die durchschnittliche Bezugsdauer liegt österreichweit bei 8,5 Monaten, in Wien ist sie mit 9,2 Monaten am höchsten, in Vorarlberg mit 6,4 Monaten am niedrigsten. Bei 69 Prozent der Personen war die Bezugsdauer im Jahr 2017 länger als sechs Monate.

Arbeiten eigentlich viele Mindestsicherungsbezieher?

Das ist eher die Ausnahme. Nur acht Prozent der Mindestsicherungsbezieher waren im Jahresdurchschnitt 2017 erwerbstätig.

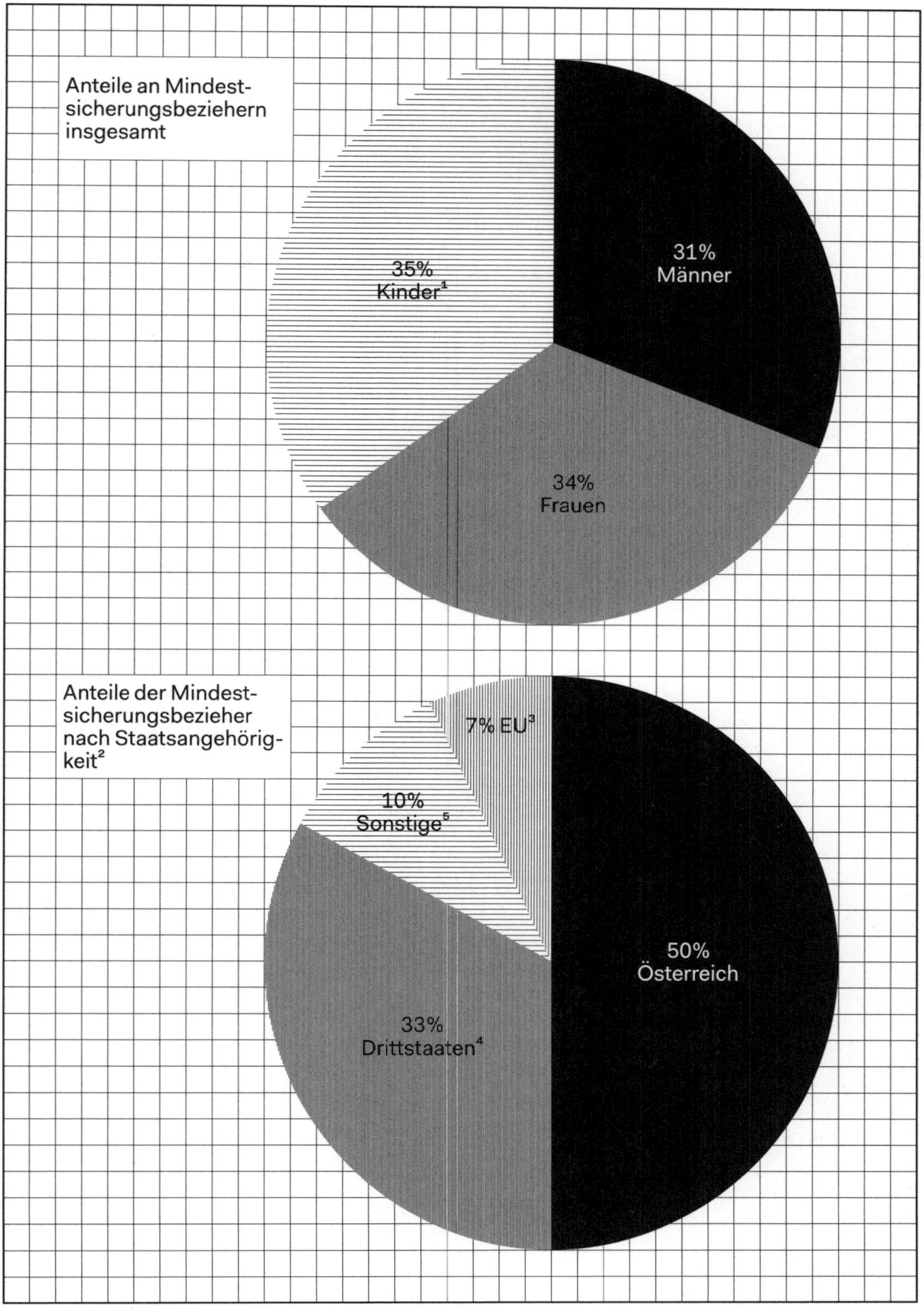

Mindestsicherung 2017

Quelle: STATISTIK AUSTRIA, Mindestsicherungsstatistik – 1) Unterstützte und nicht unterstützte (minder- und volljährige) Kinder; Kärnten und Niederösterreich ohne nicht unterstützte Kinder. Ohne Vorarlberg (Angaben nicht verfügbar) – 2) Ohne Niederösterreich (Angaben nicht verfügbar) – 3) Inkl. EWR-Staaten und Schweiz – 4) Weder EU, EWR, Schweiz, Staatenlose noch unbekannte Staatsangehörige – 5) Staatenlose und unbekannte Staatsangehörige

Schützt Ausbildung vor Arbeitslosigkeit, warum finden Junge schwerer einen Job?

Lernen zahlt sich aus. Welcher Zusammenhang besteht zwischen Bildung, Arbeitslosigkeit und Gehalt?

Österreich verweist gerne darauf, eine der niedrigsten Jugendarbeitslosenquoten in der gesamten EU zu haben. Sind wir wirklich so erfolgreich?

Konrad Pesendorfer: Die Arbeitslosenquote der unter 25-Jährigen lag in Österreich im September 2018 bei neun Prozent und damit deutlich unter dem Niveau des Euroraums von 17 Prozent.

Im Vergleich zur durchschnittlichen Arbeitslosenquote sind neun Prozent Jugendarbeitslosigkeit aber doch sehr hoch.

Das hat damit zu tun, dass der Einstieg ins Berufsleben grundsätzlich schwierig ist. In Österreich funktioniert der Übergang von der Ausbildung in den Arbeitsmarkt aber deutlich besser als in anderen Ländern.

Woran liegt das?

Einer der Hauptgründe dafür liegt einerseits in unserem stark berufsorientierten dualen Ausbildungssystem. Andererseits werden Jugendliche in Österreich durch eine aktive Arbeitsmarktpolitik stark gefördert. Ein Beispiel dafür ist die Ausbildungspflicht bis 18 Jahre – Bildung ist ein zentraler Faktor für den Erfolg beim Einstieg in den Arbeitsmarkt.

Lässt sich das auch an den Zahlen ablesen?

Dazu genügt ein Blick auf die Arbeitslosenquoten 18 Monate nach dem jeweiligen Bildungsabschluss. Jede zweite Frau, die nur die Pflichtschule abgeschlossen hat, ist nach anderthalb Jahren arbeitslos. Bei den Männern sind es sogar 70 Prozent. Wenn jemand eine Lehre abgeschlossen hat, reduziert sich diese Arbeitslosenquote auf knapp 15 Prozent bei den Männern und auf 14 Prozent bei den Frauen.

Und nach Abschluss eines Studiums?

Das hängt natürlich vom Studium ab. Aber die durchschnittlichen Arbeitslosenquoten von Akademikern liegen bei etwa vier Prozent. Auch der Abschluss einer BHS reduziert das Risiko, arbeitslos zu werden, deutlich. Dort haben wir 18 Monate nach einem BHS-Abschluss Arbeitslosenquoten von sechs Prozent bei den Frauen und sieben Prozent bei den Männern.

Schlägt sich ein höherer Bildungsabschluss auch in der Bezahlung nieder?

Ja. Grundsätzlich kann man sagen, dass das Gehalt desto höher ist, je höher die Ausbildung ist. Wir können das ziemlich genau ablesen, was Menschen 18 Monate nach dem jeweiligen Bildungsabschluss verdienen.

So verdienen Männer, die nur einen Pflichtschulabschluss haben, gerade einmal 1100 Euro brutto im Monat, Frauen überhaupt nur 700 Euro. Mit einem Lehrabschluss verdienen Männer im Durchschnitt 2200 Euro brutto im Monat und Frauen 1600 Euro.

Und Akademiker?

Personen mit einem Studienabschluss verdienen im Durchschnitt deutlich mehr. Frauen mit einem Master- oder Diplomstudium verdienen anderthalb Jahre nach Studienabschluss durchschnittlich 2700 Euro brutto im Monat, Männer 3100 Euro.

Wie lange braucht es, bis Absolventen bestimmter Ausbildungsstränge einen Job finden?

Lehrlinge und Studienabsolventen haben relativ schnell, nämlich nach etwas mehr als zwei Monaten, einen Job. Bei BHS-Absolventen dauert die Jobsuche mit 4,5 Monaten etwas länger. Pflichtschulabsolventen brauchen im Durchschnitt sieben Monate bis zum ersten Job.

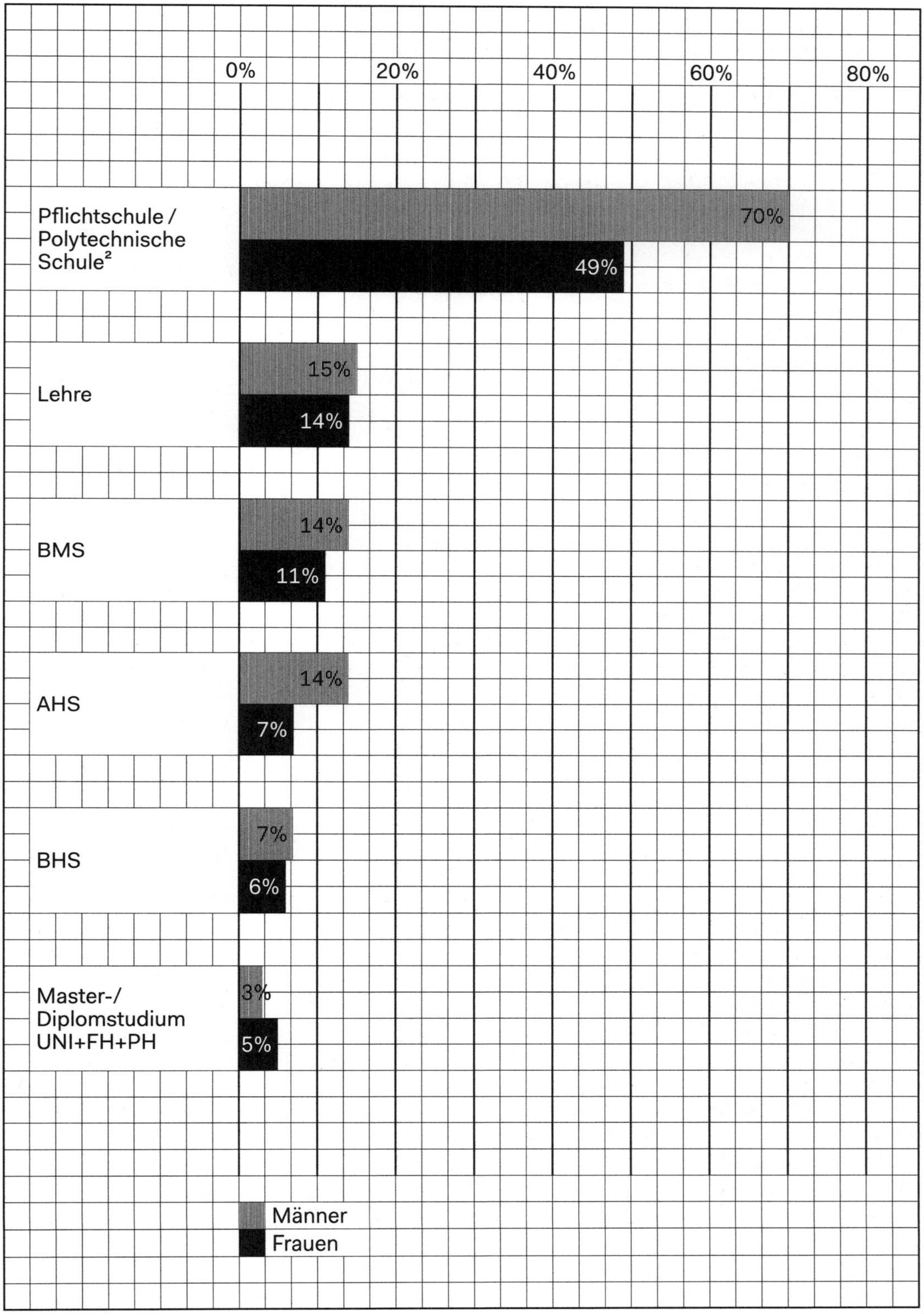

Arbeitslosigkeit nach Ausbildung: Wie viele Personen sind 18 Monate nach Ausbildungsabschluss beim AMS vorgemerkt?[1]

Quelle: Siehe S. 114

Wie stark wird Österreich wachsen und welche Veränderungen wird es geben?

Größer, älter, durchmischter. Die aktuelle Bevölkerungsprognose der Statistik Austria zeigt, wie sich unsere Gesellschaft bis zum Jahr 2080 verändern wird, was die Alterung der Gesellschaft für unser Pensionssystem bedeutet, welche Probleme entstehen könnten und warum Migration bei der Bevölkerungsentwicklung eine wichtige Rolle spielt.

Vor kurzem haben Sie eine neue Bevölkerungsprognose veröffentlicht. Wie sieht unsere Gesellschaft in 50 bis 60 Jahren aus?

Konrad Pesendorfer: Wir sehen in unserer Bevölkerungsprognose drei große Trends. Erstens wird unsere Bevölkerung bis zum Ende unseres Prognosezeitraums – das ist das Jahr 2080 – von derzeit 8,8 Millionen Menschen auf knapp zehn Millionen Menschen anwachsen. Zweitens werden wir dann in einer deutlich durchmischteren Gesellschaft leben. Der Anteil der Personen mit Geburtsland im Ausland wird von derzeit 19 Prozent auf dann 26 Prozent ansteigen. Und drittens wird unsere Gesellschaft im Durchschnitt deutlich älter sein.

Was bedeutet „deutlich älter" genau?

Das Durchschnittsalter der Österreicherinnen und Österreicher liegt derzeit bei knapp 43 Jahren. Dieses Durchschnittsalter wird bis 2080 auf etwas über 47 Jahre ansteigen. Der Anteil der 65-plus-Jährigen, der heute noch etwa 19 Prozent der Gesamtbevölkerung ausmacht, wird am Ende unseres Prognosezeitraums bei 29 Prozent liegen.

Was heißt das für unser Pensionssystem?

Die Alterung der Bevölkerung ist ein lange bekannter Trend. Bisherige Pensionsreformen haben bereits versucht, auf diesen Faktor zu reagieren. Was aber klar sein muss, ist, dass in Zukunft weniger Erwerbstätige einer immer größeren Anzahl älterer Personen gegenüberstehen werden. Die Relation Erwerbspersonen zu Personen im Pensionsalter liegt heute bei 2,8 zu eins, während sie bis 2080 auf 1,7 zu eins sinken wird.

Ist das ein Problem?

Das ist dann kein Problem, wenn die Wirtschaft gut läuft und die Menschen im erwerbsfähigen Alter auch tatsächlich einen Job haben, die Produktivität hoch ist und somit ausreichend Mehrwert für alle Menschen, inklusive der Pensionisten, generiert wird. Aber natürlich muss man auf veränderte demografische Umstände wie eine deutlich längere Lebenserwartung gegebenenfalls reagieren, wenn man das gegenwärtige Wohlstandsniveau aufrechterhalten möchte.

Wie wichtig ist Migration für unsere Bevölkerungsentwicklung?

Sehr wichtig. Wir haben Varianten gerechnet, die einen völligen Migrationsstopp simulieren. Im Resultat würde unsere Gesellschaft bis 2080 auf unter sieben Millionen Menschen schrumpfen, die Alterung unserer Gesellschaft würde viel rasanter erfolgen und die Erwerbsbevölkerung würde nicht um fünf Prozent ansteigen wie im Basisszenario, sondern um 35 Prozent abnehmen – mit allen Folgen für unsere Wirtschaft und unser Sozialsystem.

Das heißt, wir brauchen Migration?

Ja, aber auch die richtige. Erstens müssen wir als Land für gut qualifizierte Arbeitskräfte attraktiv bleiben, damit die Menschen, die zu uns kommen, gut im Arbeitsmarkt integriert werden können und die Produktivität hoch ist. Zweitens muss es uns gelingen, die Menschen, die bereits zu uns gekommen sind, gut zu integrieren. Und drittens muss man Kriterien entwickeln, die – neben der Aufnahme von Personen aus humanitären Gründen – eine geordnete Migration sicherstellen können.

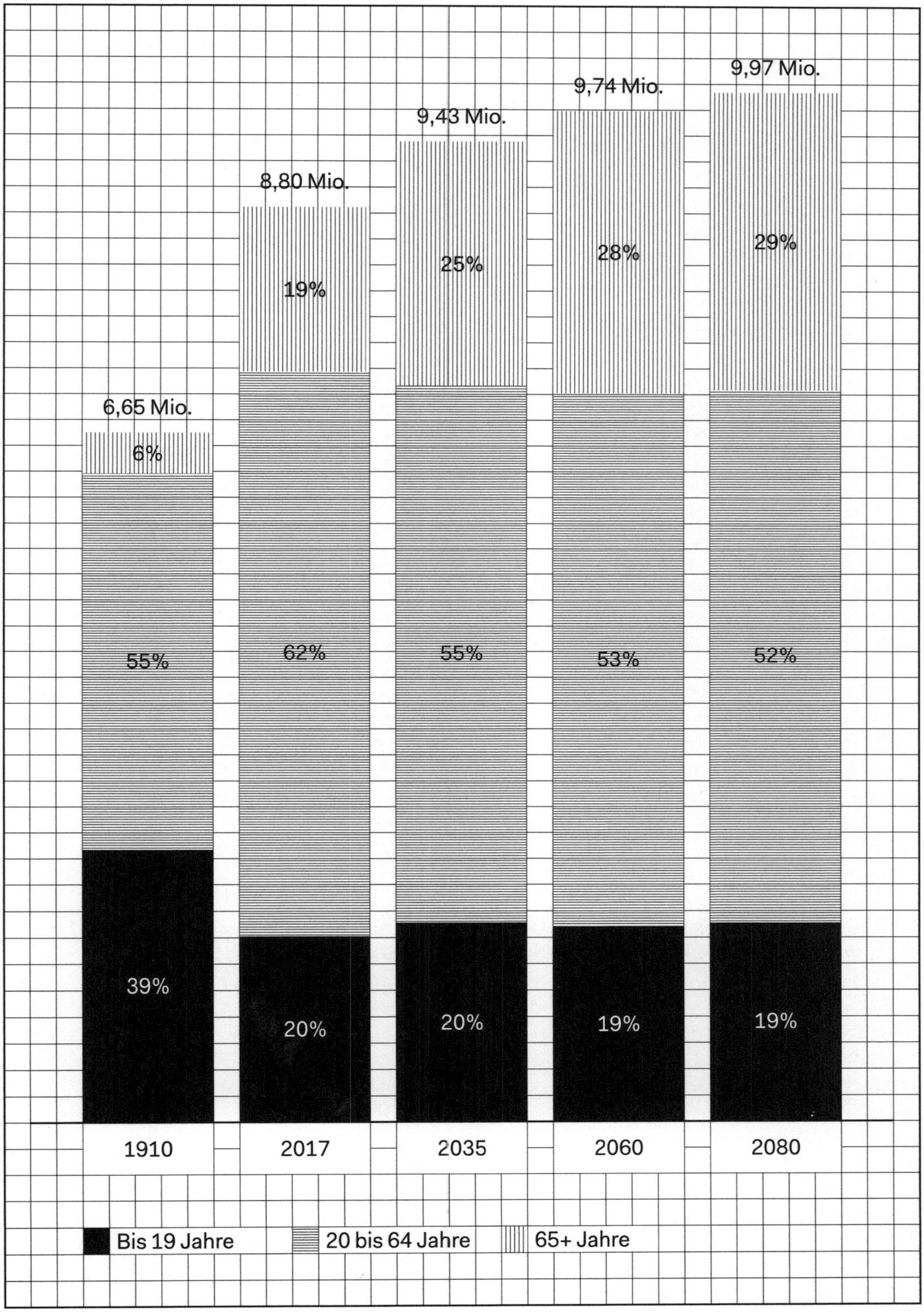

Wie wird sich die Bevölkerung entwickeln? (Anteile der Altersgruppen an Gesamtbevölkerung in %)

Quelle: STATISTIK AUSTRIA, Bevölkerungs- und Erwerbsprognose 2018

Wofür geben wir zu Weihnachten Geld aus und was wünschen sich unsere Kinder?

Was die Statistik über die Weihnachtszeit weiß.

In der Weihnachtszeit sind die Einkaufsstraßen voll. Lässt sich das auch aus Ihren Zahlen ablesen?

Konrad Pesendorfer: Die Weihnachtszeit ist, wie wir wissen, eine Zeit des Schenkens und der Zusammenkünfte. Das sehen wir einerseits an den Konsumausgaben in dieser Zeit, andererseits aber auch am Reiseverhalten.

Am Reiseverhalten?

Ja. Im Dezember des Vorjahres haben wir etwas mehr als 1,4 Millionen Urlaubsreisen verzeichnet, eine Million davon im Inland. Wenn wir nach dem Reisemotiv fragen, dann wird ein Drittel dieser Reisen im Dezember unternommen, um die Familie oder Freunde zu besuchen.

Kommen wir zu den Konsumausgaben. Wodurch unterscheidet sich die Weihnachtszeit vom restlichen Jahr?

Die durchschnittliche Haushaltsgröße zählt in Österreich 2,2 Personen. Im Schnitt gibt ein Haushalt 2990 Euro pro Monat aus. Was wir aber sehen, ist, dass die Konsumausgaben ungleich über das Jahr verteilt sind und im Dezember am höchsten ausfallen. Zum Jahresende liegen die Ausgaben um sechs Prozent über dem sonstigen Monatsdurchschnitt.

Wofür geben wir da mehr aus?

Vor allem für Essen und Trinken. Bei alkoholischen Getränken liegen die Konsumausgaben im Dezember um 31 Prozent über dem generellen Monatsdurchschnitt, vor allem Sekt und Wein werden da vermehrt konsumiert. Für Nahrungsmittel und alkoholfreie Getränke wird um acht Prozent mehr ausgegeben als in den sonstigen Monaten des Jahres.

Und es werden auch viele Kekse gebacken.

Ja, natürlich. Allerdings hauptsächlich in Pensionistenhaushalten – dort liegt der Mehlkonsum in der Weihnachtszeit um mehr als 50 Prozent über dem Jahresdurchschnitt. Auch für Schokolade und Backzutaten wird deutlich mehr ausgegeben.

Und die Weihnachtsdekoration?

Die darf auch nicht fehlen – in der Weihnachtszeit geben die Menschen viermal so viel für Dekoration für festliche Anlässe aus wie sonst im Jahr. Für Christbäume gibt ein Haushalt in Österreich im Durchschnitt knapp 60 Euro aus – für den teuersten Christbaum wurden entsprechend unserer letzten Erhebung rund 270 Euro bezahlt.

Was legen die Leute als Geschenke unter den Weihnachtsbaum?

Besonders beliebt sind natürlich Spiele – besonders Gesellschaftsspiele und Stofftiere. Aber auch Kleidung wird viel geschenkt – Männer bekommen oft Socken, Krawatten, Schals und Unterwäsche, Frauen oft Parfums, aber auch Uhren und Schmuck. Bücher werden vor allem in Erwerbstätigenhaushalten mit mehreren Personen verschenkt. Und auch Gutscheine werden in der Weihnachtszeit mehr als doppelt so oft verkauft wie im übrigen Jahr.

Gibt es eigentlich viele Kinder, die am 24. Dezember das Licht der Welt erblicken?

Am 24. Dezember 2017 sind in Österreich insgesamt 197 Kinder zur Welt gekommen. Das sind deutlich weniger, als normalerweise im Jahresdurchschnitt pro Tag geboren werden. An einem durchschnittlichen Tag kommen in Österreich 240 Kinder zur Welt.

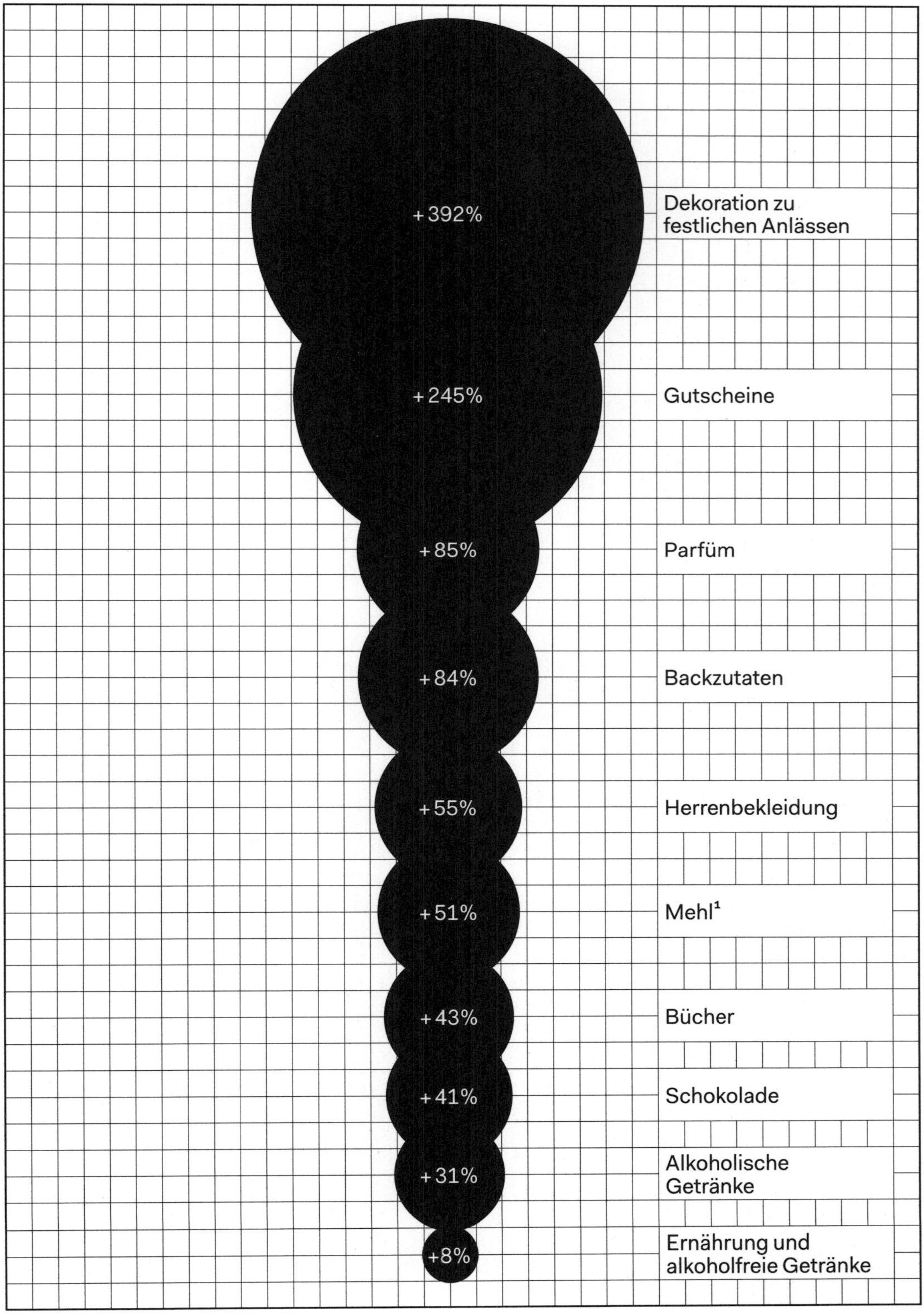

Mehrausgaben im Dezember (gegenüber einem Durchschnittsmonat) in Prozent

Quelle: STATISTIK AUSTRIA, Konsumerhebung 2014/15; Sonderauswertung – 1) in Pensionistenhaushalten

In welchen Bereichen wird am meisten Freiwilligenarbeit geleistet?

Die Zeiten, wenn ganze Ortschaften wegen starken Schneefalls nicht mehr erreichbar sind, sind Hochsaison für Helfer. Nicht nur Blaulichtbehörden und Soldaten des Bundesheeres, auch zahlreiche ehrenamtliche Helfer unterstützen die betroffene Bevölkerung. Was wissen wir über Menschen, die Freiwilligenarbeit leisten?

Herr Pesendorfer, wir sprechen oft von Wirtschaftsleistung und Beschäftigten am Arbeitsmarkt. Vieles in Österreich funktioniert aber allein deshalb, weil Menschen auch bereit sind, sich in ihrer Freizeit aktiv am Gesellschaftsleben zu beteiligen.

Konrad Pesendorfer: Genau. In dem Fall sprechen wir von Freiwilligenarbeit.

Wie lässt sich die genau definieren?

Nach der international üblichen Definition von Freiwilligenarbeit handelt es sich dabei um eine Leistung, die freiwillig und ohne Bezahlung für Personen außerhalb des eigenen Haushaltes erbracht wird. Das heißt, dass zum Beispiel der Präsenz- oder Zivildienst nicht dazuzählt, weil es für Männer dazu eine gesetzliche Verpflichtung gibt. Haus- und Familienarbeit zählt auch nicht dazu. Und es muss eine Leistung erbracht werden, die zum Nutzen der Gemeinschaft oder anderer haushaltsfremder Personen ist. Eine Vereinsmitgliedschaft alleine ist daher noch keine Freiwilligenarbeit.

Was sind dann also Beispiele von Freiwilligenarbeit?

Klassische Beispiele sind etwa Katastrophenhilfs- und Rettungsdienste wie die freiwillige Feuerwehr oder die Berg- und Wasserrettung. Ebenso wie Aktivitäten im Sozial- und Gesundheitsbereich im Rahmen von Hilfsorganisationen zur Betreuung anderer Personen oder Aktivitäten im Pensionistenverband. Aber auch das Mitwirken bei einer Musikkapelle oder Theatergruppe zählt dazu, genauso wie Aktivitäten im kirchlichen Bereich, unbezahltes Engagement in Politik und Interessenvertretungen oder die Nachbarschaftshilfe.

Und wie viele Österreicher sind in der Freiwilligenarbeit tätig?

44 Prozent der österreichischen Bevölkerung ab 15 Jahren geben an, in irgendeiner Form Freiwilligenarbeit zu leisten. Der Anteil bei Männern und Frauen ist etwa gleich. Einschränkend muss man dazu sagen, dass die letzte breite Erhebung, aus der diese Zahlen stammen, im Jahr 2006, also vor mehr als zehn Jahren, durchgeführt wurde. Danach gab es nur noch kleinere Stichprobenerhebungen, die die Größenordnungen aber mehr oder weniger bestätigen.

Wer leistet mehr, wer eher weniger Freiwilligenarbeit?

Bei Menschen, die in Beschäftigung stehen, ist der Anteil mit knapp 60 Prozent deutlich höher als bei arbeitslosen Menschen, wo nur einer von drei Arbeitslosen Freiwilligenarbeit leistet, weil damit manchmal auch ein finanzieller Aufwand verbunden ist. Die Hälfte der Schülerinnen und Schüler gibt an, Freiwilligenarbeit zu leisten. Mit höherer Ausbildung steigt auch die Bereitschaft zur Freiwilligenarbeit. Der Anteil bei Akademikern liegt bei 54 Prozent, Personen mit maximal Pflichtschulabschluss sind zu 33 Prozent in Freiwilligenarbeit engagiert.

In welchen Bereichen wird am meisten Freiwilligenarbeit geleistet?

Klar dominant ist die Nachbarschaftshilfe, in der zwei Drittel der freiwillig tätigen Frauen und 57 Prozent der Männer angeben, aktiv zu sein. Bei den Männern folgen die Bereiche Sport sowie Katastrophenhilfs- und Rettungsdienste mit je 22 Prozent. Bei den Frauen folgen die Bereiche Kirche mit 20 Prozent und Kultur mit 16 Prozent.

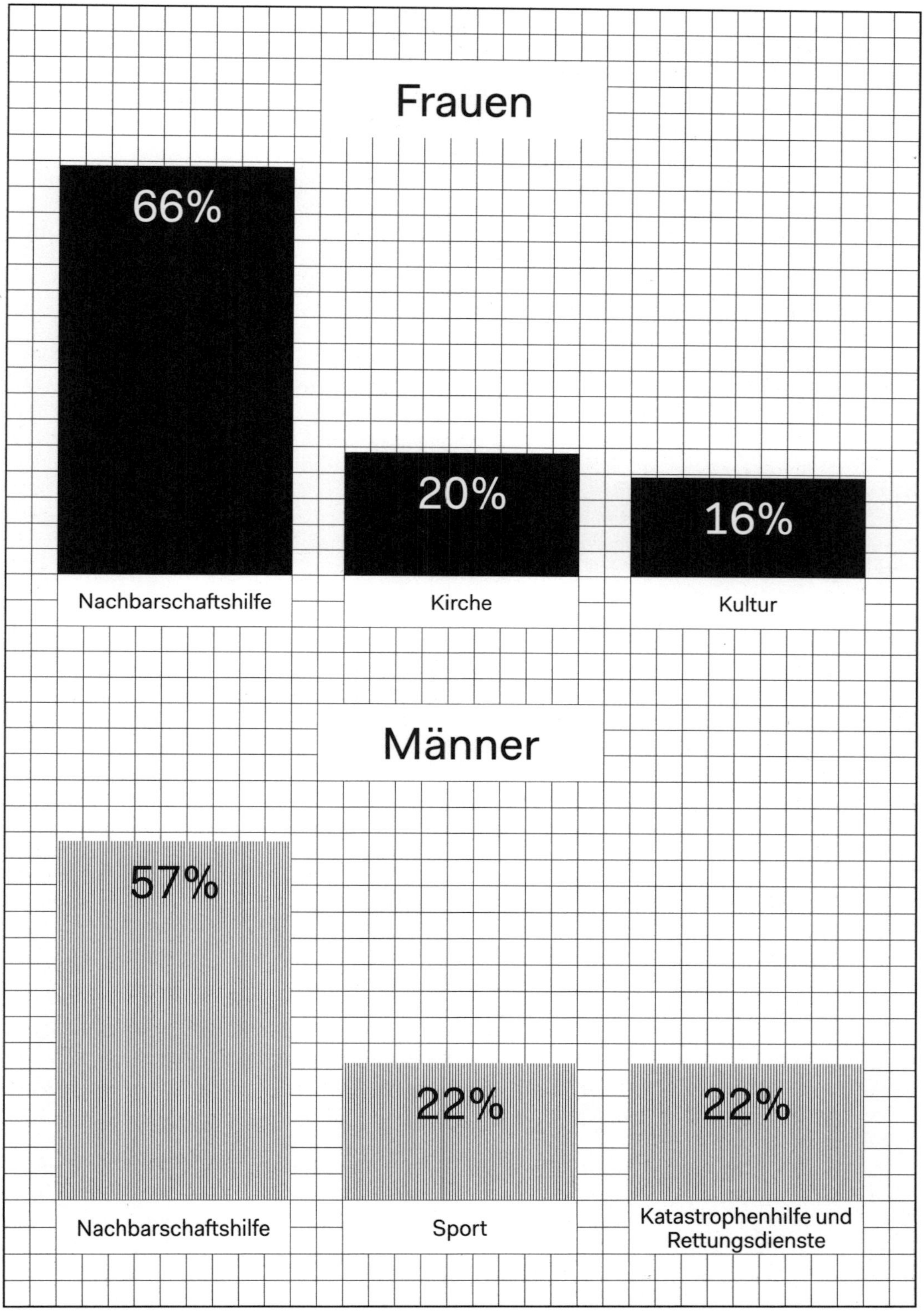

In welchen Bereichen leisten Frauen und Männer häufig Freiwilligenarbeit?

Grafik: STATISTIK AUSTRIA, Struktur und Volumen der Freiwilligenarbeit in Österreich, 2006

War die Inflation wirklich so hoch und wer spürt die teuren Preise am stärksten?

Dass Preise Jahr für Jahr ansteigen, ist bekannt. Die Inflation betrifft allerdings nicht alle Bereiche und somit alle Menschen gleich. Welche Rolle spielt dabei das Essen und wieso erleben Niedrigverdiener eine höhere Teuerungsrate?

Herr Pesendorfer, alles wird teurer – das ist unser Eindruck. Wie hoch war die Inflation im letzten Jahr?

Konrad Pesendorfer: Im Jahr 2018 sind die Preise in Österreich um durchschnittlich 2,0 Prozent gestiegen. Wir liegen damit in etwa im Trend der letzten zehn Jahre – da hat die Inflationsrate durchschnittlich 1,8 Prozent betragen.

Wo sind die Preise besonders gestiegen?

Teurer geworden sind letztes Jahr vor allem Tanken, Rauchen, Wohnen und Essen im Restaurant. Diesel ist um über zehn Prozent teurer geworden, Benzin um mehr als sieben Prozent – das hat vor allem auch mit den Preisentwicklungen auf den internationalen Erdölmärkten zu tun. Die Zigarettenpreise sind um mehr als sechs Prozent gestiegen und Mieten haben um 3,7 Prozent zugelegt.

Und was ist im Restaurant besonders teuer geworden?

Preise für Wein im Restaurant sind 2018 um 4,6 Prozent gestiegen, ein Schnitzel hat um 3,7 Prozent und ein kleiner Brauner um 3,3 Prozent mehr gekostet als im Vorjahr. Die steigenden Restaurantpreise sind auch ein Erklärungsfaktor dafür, warum die Inflationsrate in Österreich deutlich höher ist als im Durchschnitt des Euroraums.

Warum ist das so?

Österreich ist ein Tourismusland, in dem Ausgaben in Restaurants und Cafés deutlich bedeutsamer sind als in anderen Ländern. Damit kommt diesen Preisen in Österreich bei der Inflationsberechnung auch mehr Gewicht zu. Gleichzeitig boomt der Tourismus in Österreich und die Nachfrage zeigt sich offensichtlich von den höheren Preisen unbeeindruckt. Aber auch die Österreicher geben heute deutlich mehr fürs Essengehen aus als noch vor zehn, zwanzig Jahren.

Wen betrifft die Inflation besonders?

Die Betroffenheit von Inflationsentwicklungen hängt stark vom persönlichen Kaufverhalten oder den Lebensverhältnissen ab. Wenn Sie etwa in Ihrem eigenen Haus wohnen, dann sind Sie von steigenden Mieten gar nicht betroffen, genauso wie Nichtraucher die steigenden Zigarettenpreise kaltlassen werden.

Nehmen wir einmal einen typischen Niedrigverdiener-Haushalt.

Bei einem Haushalt im untersten Einkommensdezil lag die Teuerungsrate mit 2,2 Prozent letztes Jahr über dem Durchschnitt. Der Grund dafür ist, dass die Ausgaben für Wohnen und Energie bei dieser Gruppe mehr als 29 Prozent der gesamten Haushaltsausgaben ausmachen – bei einem Durchschnittshaushalt liegt dieser Anteil bei knapp 20 Prozent. Ein Mietanstieg um durchschnittlich 3,7 Prozent und eine Verteuerung von 2,7 Prozent bei der Haushaltsenergie macht daher ärmeren Haushalten besonders zu schaffen.

Und wie hoch war die Inflationsrate bei reicheren Haushalten?

Die durchschnittliche Inflationsrate im obersten Einkommensdezil lag 2018 bei 1,7 Prozent. Einerseits geben diese Haushalte nur knapp 14 Prozent ihrer Haushaltsausgaben für Wohnen und Energie aus und auch die gestiegenen Restaurantpreise fallen nicht so stark ins Gewicht. Diesen Haushalten kommen vor allem auch die niedrigeren Preise fürs Reisen zugute.

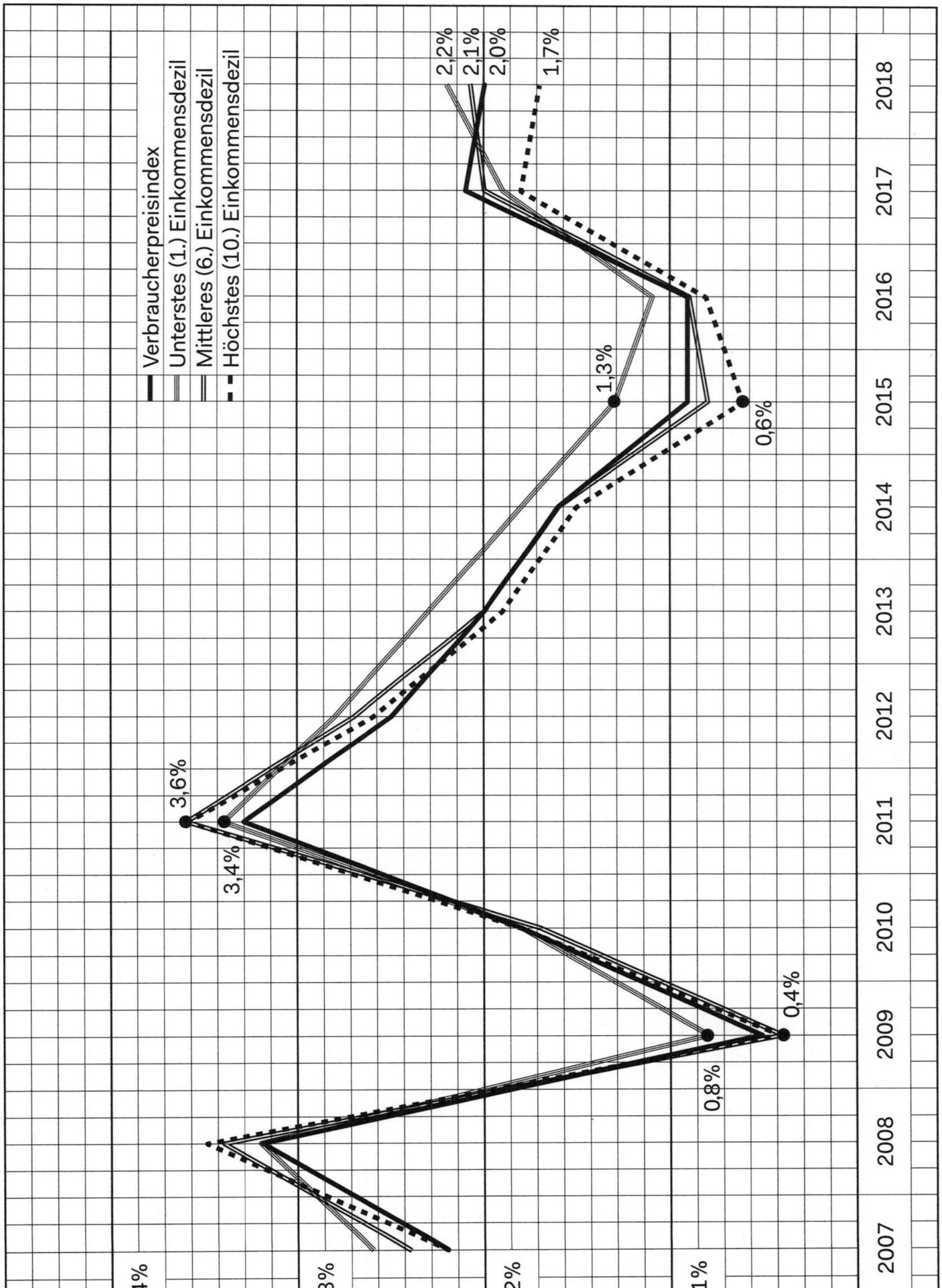

Welche Haushalte betrifft die Inflation besonders?

Quelle: STATISTIK AUSTRIA, Monatliche Preiserhebungen – 1) Berechnet mit Hilfe von www.statistik.at/persoenlicher_inflationsrechner auf Basis einkommensspezifischer Ausgabenstrukturen (Zahlenquelle ist die Konsumerhebung 2014/15, exklusive imputierte Mieten), durchschnittliche Werte

Wie hoch ist das durchschnittliche Einkommen? Wie breit ist die Lohnschere?

Mit Einkommensunterschieden wird oft Politik gemacht. Wer verdient was und wie hat sich im Laufe der Zeit das verändert?

Herr Pesendorfer, Österreich gilt als eines der reichsten Länder in der EU. Und dennoch haben viele Österreicher das Gefühl, dass sie nicht genug verdienen. Wie hoch ist das Durchschnittseinkommen in unserem Land?

Konrad Pesendorfer: Wenn wir nur unselbstständig Erwerbstätige betrachten, die das ganze Jahr Vollzeit beschäftigt sind, dann beträgt das mittlere Bruttoeinkommen von Männern und Frauen rund 41.500 Euro im Jahr. Die mittlere Bruttopension liegt bei etwas über 20.500 Euro im Jahr.

Gibt es hier große Unterschiede zwischen den Berufsgruppen?

Ganzjährig vollzeitbeschäftigte Arbeiter verdienen mit 33.000 Euro brutto im Jahr am wenigsten, Angestellte verdienen knapp 49.000 und Beamte knapp 59.000 Euro brutto im Jahr.

Warum verdienen Beamte so viel mehr?

Beamte sind eine relativ kleine Gruppe und machen vier Prozent der gesamten unselbstständig Erwerbstätigen aus. Sie haben einen höheren Akademikeranteil und Altersdurchschnitt als Angestellte – beides hat eine Auswirkung aufs Einkommensniveau. Betrachtet man nur vollzeitbeschäftigte Männer, die das ganze Jahr arbeiten, so sind die mittleren Einkommen von Angestellten ab dem 30. Lebensjahr in allen Altersstufen höher als jene von Beamten.

Sie sprechen immer von Personen, die das ganze Jahr Vollzeit arbeiten. Ist das die Mehrheit in Österreich?

Nein, das sind nur 48 Prozent der unselbstständig Beschäftigten, bei Männern allerdings 61 Prozent. Der Anteil der Frauen, die das ganze Jahr Vollzeit arbeiten, liegt bei nur 35 Prozent. Wenn wir uns alle unselbstständig Beschäftigten ansehen, dann sinkt vor allem wegen der Teilzeit, aber auch wegen Erwerbsunterbrechungen das mittlere Bruttojahreseinkommen auf 27.500 Euro – und die Einkommensunterschiede zwischen Männern und Frauen werden deutlich größer.

Wie groß ist der Einkommensunterschied zwischen Männern und Frauen?

Ganzjährig vollzeitbeschäftigte Frauen haben ein mittleres Bruttojahreseinkommen von knapp 37.000 Euro, also 84 Prozent jenes der Männer. Betrachtet man alle erwerbstätigen Frauen inklusive Teilzeit und Saisonarbeit, so sinkt das mittlere Bruttojahreseinkommen auf 21.200 Euro, was 63 Prozent der vergleichbaren Männereinkommen entspricht.

Stimmt es, dass die Lohnschere auseinandergeht?

Wenn man alle Erwerbstätigen betrachtet, dann haben die mittleren Nettojahreseinkommen seit 1998 inflationsbereinigt stagniert, das unterste Einkommenszehntel hat um 28 Prozent eingebüßt und das oberste um vier Prozent zugelegt. Vor allem schlecht verdienende Männer haben heute nur noch 53 Prozent des Nettoeinkommens von 1998. Grund dafür sind vor allem Strukturveränderungen auf dem Arbeitsmarkt.

Was bedeutet das?

Anstieg der Teilzeit und unregelmäßigere Erwerbsverläufe. Sieht man sich nämlich nur jene unselbstständig Erwerbstätigen an, die in den letzten fünf Jahren durchgehend beschäftigt waren, so gab es inflationsbereinigte Einkommenszuwächse sowohl bei den unteren als auch bei den oberen Einkommen. Allerdings betrachten wir da nur noch 43 Prozent aller unselbstständig Erwerbstätigen.

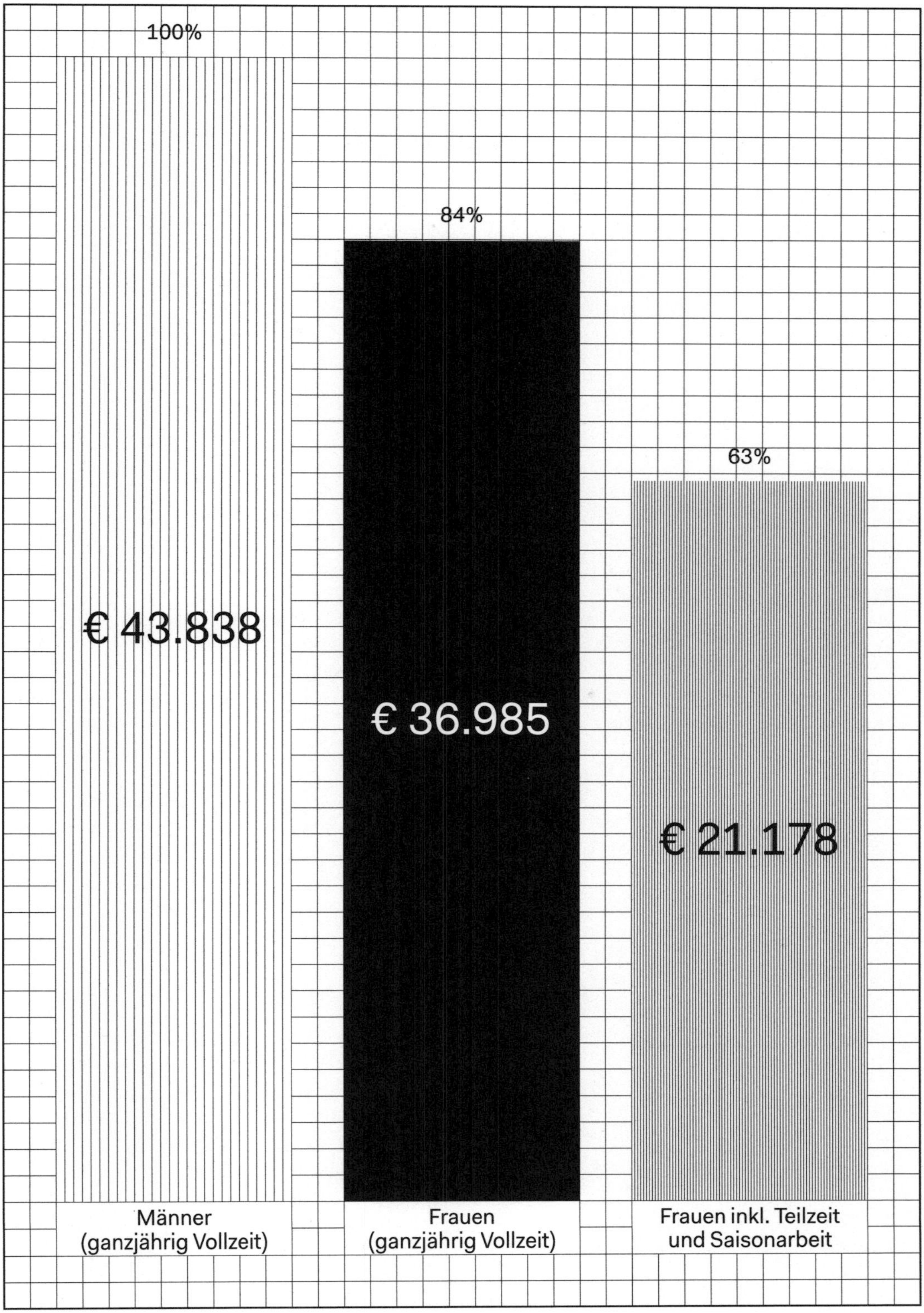

Wie viel verdienen Frauen und Männer (brutto)?[1]

Grafik: STATISTIK AUSTRIA, Lohnsteuer- und HV-Daten 1998 bis 2017 – 1) Mittleres Bruttojahreseinkommen

Sind unter jenen, die Mindestsicherung beziehen, wirklich so viele Ausländer?

Die türkis-blaue Regierung hat eine Reform der sogenannten bedarfsorientierten Mindestsicherung umgesetzt, also des untersten sozialen Netzes in Österreich. Wie viele Menschen davon betroffen sind, wie viele Kinder in Haushalten mit Mindestsicherung leben und wie sich diese Armut auf ihr Leben auswirkt, zeigen folgende Zahlen.

Herr Pesendorfer, vor kurzem hat die Bundesregierung eine Neuregelung der Mindestsicherung beschlossen. Wer sind die Menschen, die in Österreich Mindestsicherung beziehen?

Konrad Pesendorfer: Im Jahr 2017 haben insgesamt knapp 308.000 Menschen Mindestsicherung bezogen. Da die durchschnittliche Bezugsdauer mit 8,5 Monaten aber weniger als ein Jahr ist, spricht man im Jahresdurchschnitt von insgesamt etwa 240.000 Personen in Haushalten mit Mindestsicherungsbezug. Der Anteil der Kinder war mit 35 Prozent höher als jener der Männer mit 33 und der Frauen mit 32 Prozent.

Wo leben diese Menschen in erster Linie?

Die regionale Aufteilung ist in Österreich sehr unterschiedlich, weil Armut hauptsächlich ein städtisches Problem darstellt. 63 Prozent der Mindestsicherungsbezieher leben in Wien. Die Anteile der anderen Bundesländer reichen von einem Prozent im Burgenland bis acht Prozent in der Steiermark.

Ist der Ausländeranteil tatsächlich so hoch, wie immer behauptet wird?

Die Hälfte der Personen mit Mindestsicherungsbezug im Jahr 2017 hat die österreichische Staatsbürgerschaft, knapp ein Drittel kommt aus Drittstaaten, der Rest aus der EU, dem EWR oder der Schweiz. 69.000 Personen sind Asyl- oder subsidiär Schutzberechtigte – das sind 31 Prozent aller Mindestsicherungsbezieher.

Wenn man Mindestsicherungshaushalte mit anderen Haushalten vergleicht – welche Unterschiede werden hier sichtbar?

66 Prozent der Haushalte, die bedarfsorientierte Mindestsicherung beziehen, kurz BMS-Haushalte, fallen unter die internationale Armuts- oder Ausgrenzungsdefinition, während der Anteil bei Nicht-BMS-Haushalten bei 16 Prozent liegt.

Wie kann ein Haushalt Mindestsicherung beziehen, wenn er gar nicht arm ist?

Die Armuts- oder Ausgrenzungsdefinition bezieht sich auf das Jahreseinkommen des Vorjahrs, während die Mindestsicherung auf das aktuelle Einkommen abzielt, sofern überhaupt eines vorhanden ist. 69 Prozent der BMS-Haushalte sind nicht in der Lage, unerwartete Ausgaben wie etwa Reparaturen zu bewerkstelligen. Bei Nicht-BMS-Haushalten liegt der Anteil bei 20 Prozent. 58 Prozent der BMS-Haushalte können es sich nicht leisten, auf Urlaub zu fahren.

Wie sind Kinder von Armut betroffen?

38 Prozent der BMS-Haushalte können sich Freizeitaktivitäten ihrer Kinder nicht leisten, wenn sie etwas kosten. 19 Prozent geben an, sich Schulskikurs oder Schullandwoche nicht leisten zu können.

Und wie ist die Wohnsituation von BMS-Haushalten?

Drei Viertel der BMS-Haushalte leben in Mietverhältnissen, davon 44 Prozent in Gemeinde- und Genossenschaftswohnungen. Bei Haushalten ohne BMS-Bezug liegt der Mietanteil insgesamt bei 37 Prozent, davon 20 Prozent in Gemeinde- und Genossenschaftswohnungen. Viele BMS-Haushalte leben unter teils sehr schlechten Bedingungen wie allzu beengtem Wohnraum, Lärmbeeinträchtigung oder feuchten Wohnungen. 14 Prozent der BMS-Haushalte haben einen Wohnkostenanteil von 40 Prozent ihres gesamten Haushaltseinkommens oder mehr.

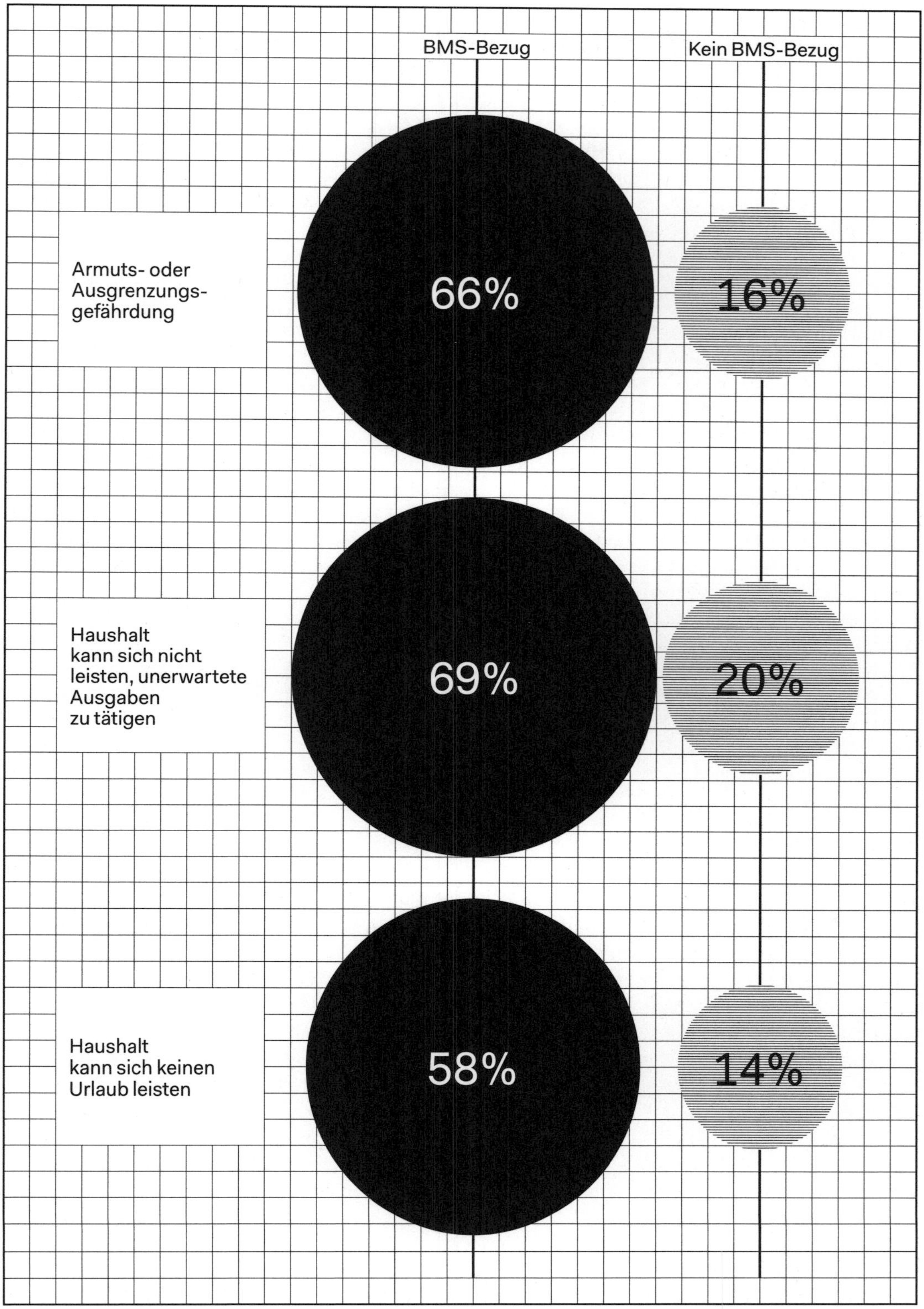

Lebensbedingungen von Mindestsicherungsbeziehenden

Quelle: STATISTIK AUSTRIA, Mindestsicherungsstatistik, EU-SILC 2015–2017 – Rundungsdifferenzen nicht ausgeglichen.
BMS = Bedarfsorientierte Mindestsicherung

Wie groß ist die Landflucht und bekommen Frauen am Land wirklich mehr Kinder?

Österreich leidet unter der Landflucht. Viele Menschen drängen sich in den Städten zusammen und hinterlassen marode Regionen. Wer bewegt sich warum wohin? Worin unterscheiden sich Stadt- und Landbevölkerung? Statistik-Austria-Chef Konrad Pesendorfer hat die Zahlen.

Herr Pesendorfer, Ihre Bevölkerungsdaten zeigen, dass in Österreich immer mehr Menschen in Städten wohnen. Wie teilt sich die Bevölkerung derzeit auf Stadt und Land auf?

Konrad Pesendorfer: Zu Jahresbeginn 2018 lebten in Österreich insgesamt 8,8 Millionen Menschen. Knapp 4,7 Millionen lebten im städtischen Raum und knapp 4,2 Millionen im ländlichen Raum. Das heißt, die städtische Bevölkerung hat mit 52,8 Prozent einen etwas höheren Anteil als die ländliche Bevölkerung mit 47,2 Prozent. Das Verhältnis hat sich in den vergangenen Jahren zugunsten der Städte verschoben. 2002 war das Verhältnis zwischen Stadt und Land noch 50 zu 50.

Wie erfolgt die Einteilung zwischen Stadt und Land genau?

Wir haben einerseits die urbanen Großzentren wie Wien, Graz, Linz, Salzburg, Klagenfurt, Innsbruck und Bregenz–Dornbirn–Feldkirch und andererseits urbane Mittel- und Kleinzentren. Dazu gehören beispielsweise Stadtregionen wie Sankt Pölten, Wiener Neustadt oder Amstetten. Im ländlichen Raum unterscheiden wir zwischen regionalen Zentren, Außenzonen von Zentren und dem ländlichen Raum abseits von Zentren.

Und wie hat sich die Bevölkerung in den einzelnen Stadt- und Landregionen entwickelt?

Zwischen 2002 und 2018 hat die österreichische Bevölkerung um 9,4 Prozent zugenommen, das sind knapp 760.000 Personen. Mehr als 600.000 davon sind im urbanen Raum dazugekommen, der Rest im ländlichen Raum. Die stärksten Bevölkerungszuwächse gab es mit knapp 18 Prozent in den urbanen Großzentren, aber auch die Außenzonen von Zentren haben mit elf Prozent überdurchschnittlich zugelegt.

Gibt es so etwas wie Landflucht?

Insgesamt sind in den Jahren 2002 bis 2017 um 69.000 Personen mehr vom Land in Städte gezogen als in die andere Richtung – der sogenannte Binnenwanderungssaldo von Städten ist also positiv. Auch ist die Geburtenanzahl in Städten höher als die Sterbefälle, während wir im ländlichen Raum eine negative Geburtenbilanz beobachten. Der Hauptfaktor ist aber die internationale Zuwanderung, die vorwiegend in die Ballungsräume strömt.

Ist der Ausländeranteil in den Städten höher als auf dem Land?

In den Großstädten hat jeder vierte Einwohner nicht die österreichische Staatsbürgerschaft. Im ländlichen Raum liegt der Ausländeranteil bei durchschnittlich acht Prozent, wobei er in den regionalen Zentren höher ist als in den entlegenen Gemeinden.

Und wo ist die Bevölkerung jünger?

Das Durchschnittsalter liegt in Österreich bei 42,6 Jahren. In den Großstädten ist es mit 41,5 Jahren etwas niedriger als im ländlichen Raum, wo die Menschen durchschnittlich 43,4 Jahre alt sind. Trotzdem haben Frauen auf dem Land mit durchschnittlich 1,47 Kindern eine höhere Fertilitätsrate als Frauen im urbanen Bereich mit durchschnittlich 1,4 Kindern. Interessant ist auch, dass der Anteil der unehelich geborenen Kinder mit knapp 44 Prozent auf dem Land deutlich höher ist als in Großstädten, wo er bei nur 34 Prozent liegt. Bei österreichischen Staatsbürgern ist die Unehelichenquote mehr als doppelt so hoch wie bei Nichtösterreichern.

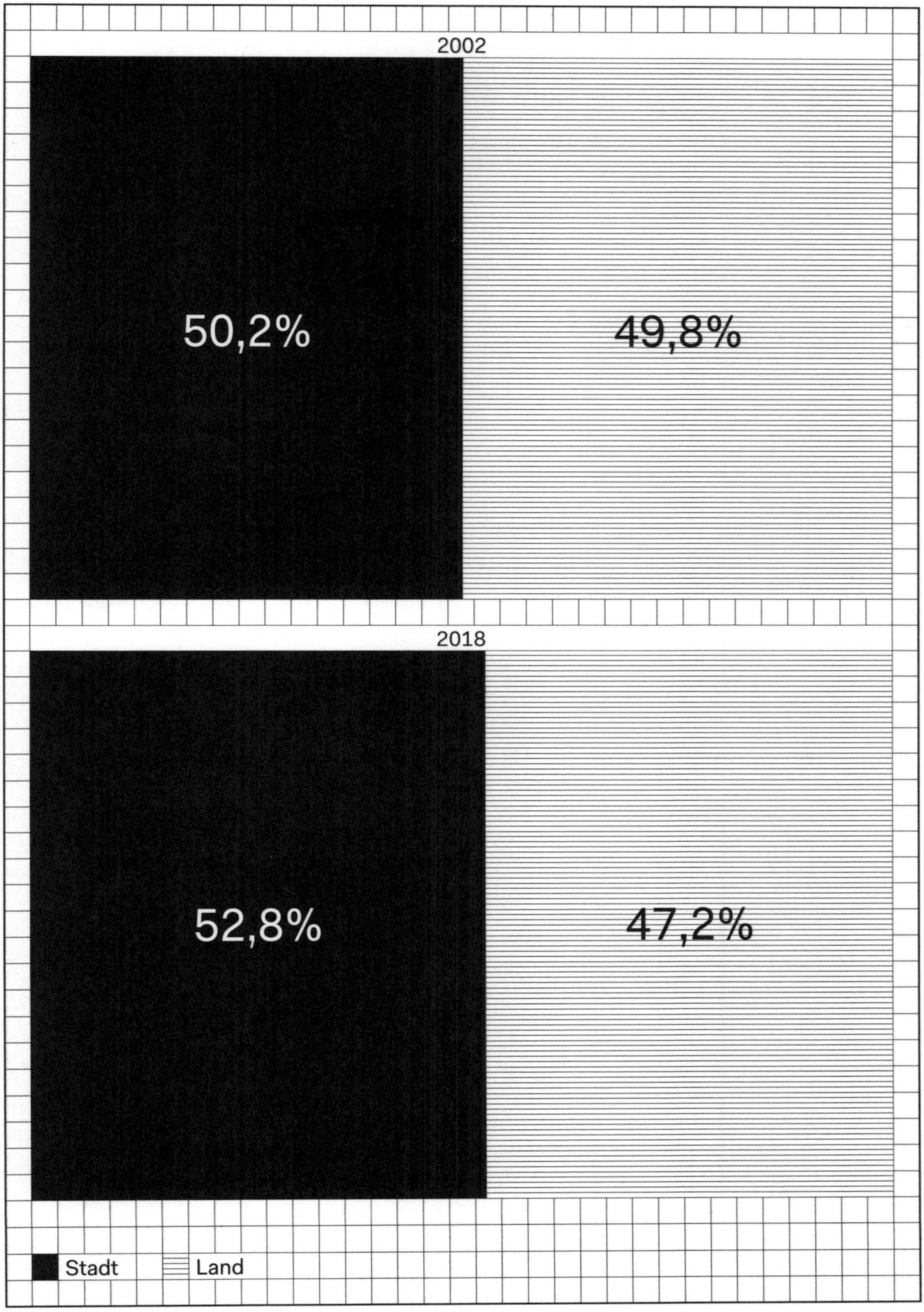

Wohnen immer mehr Menschen in Städten?

Quelle: STATISTIK AUSTRIA, Statistik des Bevölkerungsstandes

Wie viele Menschen werden bei uns eingebürgert und woher kommen sie?

In Österreich leben 1,4 Millionen Menschen, die nicht die österreichische Staatsbürgerschaft besitzen. Doch wie stehen aktuell die Chancen, eingebürgert zu werden? Wie viele Menschen werden in Österreich eingebürgert und wie groß ist der Anteil der hier Geborenen, woher kommen sie und wo leben sie?

Herr Pesendorfer, das Thema Migration beschäftigt seit geraumer Zeit die österreichische Innenpolitik. Wie viele Ausländer leben eigentlich in Österreich?

Konrad Pesendorfer: Wenn man die Einwohner unseres Landes zählt, die nicht die österreichische Staatsbürgerschaft haben, so waren dies im Jahr 2018 1,4 Millionen Menschen oder 16 Prozent der Gesamtbevölkerung. Sieht man sich aber die Gruppe derer an, die ihren Geburtsort im Ausland haben, dann waren dies 1,7 Millionen Menschen – jeder fünfte Bewohner unseres Landes ist also im Ausland geboren.

Bedeutet diese Differenz, dass viele Menschen, die zu uns kommen, letztendlich österreichische Staatsbürger werden?

Ein Teil davon, ja, allerdings ein relativ geringer Teil. Die Einbürgerungsrate beträgt 0,7 Prozent. Das heißt, dass von allen im Inland lebenden Nichtösterreichern im Jahr 2018 nur 0,7 Prozent die österreichische Staatsbürgerschaft bekommen haben. Die Einbürgerungsrate lag in den 1990er-Jahren noch bei etwas über zwei Prozent und hat 2003 mit sechs Prozent einen Spitzenwert erreicht.

Wie hat sich die Anzahl der Einbürgerungen in den letzten Jahren entwickelt?

Im Jahr 2018 hatten wir insgesamt 9450 Einbürgerungen, der Frauenanteil ist mit 54 Prozent etwas höher als der der Männer. 95 der eingebürgerten Personen hatten ihren Wohnsitz im Ausland. Im Vergleich zum Spitzenwert von über 45.100 Einbürgerungen im Jahr 2003 haben die Einbürgerungen heute ein deutlich geringeres Niveau. Etwas mehr als ein Drittel der im letzten Jahr Eingebürgerten wurde bereits in Österreich geboren.

Und woher kommen die meisten Menschen, die die österreichische Staatsbürgerschaft verliehen bekommen haben, ursprünglich?

Die meisten, nämlich etwas über 1000 Personen, der 2018 Eingebürgerten, waren bisher Staatsbürger von Bosnien-Herzegowina, gefolgt von Türken, Serben und Kosovaren. Das sind Menschen, die meist schon sehr lange in unserem Land leben und teilweise Anspruch auf die Verleihung der Staatsbürgerschaft haben.

Wie viele der 9450 Personen hatten denn einen rechtlichen Anspruch?

Mehr als 60 Prozent aller Einbürgerungen im Jahr 2018 sind auf Basis eines Rechtsanspruchs erfolgt, die meisten der betreffenden Personen wurden nach mindestens sechsjährigem Wohnsitz in Österreich eingebürgert, 735 aufgrund einer Ehe mit einem Österreicher oder einer Österreicherin. Bei zwölf Prozent der Einbürgerungen war es eine Ermessensentscheidung und 27 Prozent wurden als Kinder oder Ehepartner gemeinsam mit den Eltern oder dem Partner eingebürgert.

In welchen Bundesländern gab es die meisten Einbürgerungen?

Knapp 44 Prozent der Neoösterreicher hatten ihren Wohnsitz in Wien, gefolgt von 16 Prozent in Niederösterreich und zwölf Prozent in Oberösterreich. Dies hat einerseits damit zu tun, dass diese Bundesländer bevölkerungsmäßig groß sind, andererseits aber damit, dass die internationale Zuwanderung vor allem in Ballungsräume strömt. Am wenigsten Einbürgerungen gab es letztes Jahr im Burgenland, in Kärnten und in Salzburg.

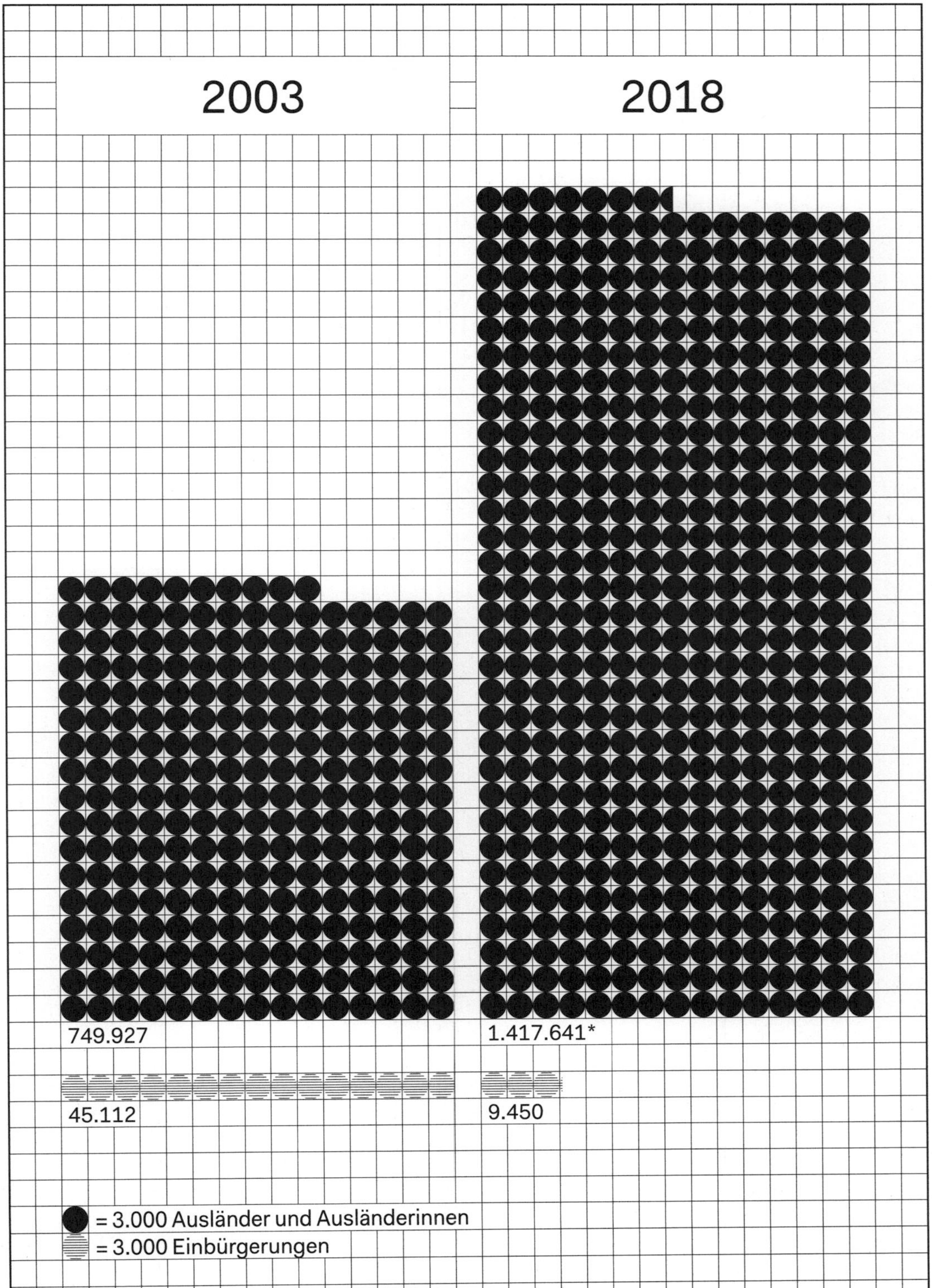

Wohnbevölkerung mit ausländischer Staatsbürgerschaft; Anzahl der Einbürgerungen

Quelle: STATISTIK AUSTRIA, Statistik des Bevölkerungsstandes, Statistik der Einbürgerungen
* Vorläufiges Ergebnis

Wer muss eigentlich Körperschaftssteuer zahlen, wen trifft sie und was bringt sie?

Die türkis-blaue Regierung plante, die sogenannte Körperschaftssteuer zu senken. Aber wer zahlt die eigentlich und wie viel bringt sie dem Staat?

Herr Pesendorfer, im Rahmen der angekündigten Steuerreform wird unter anderem gefordert, die Körperschaftssteuer für Unternehmen zu senken. Wie viele Unternehmen zahlen Körperschaftssteuer?

Konrad Pesendorfer: Die Körperschaftssteuer ist eine Steuer, die auf Unternehmensgewinne von juristischen Personen gerichtet ist, also etwa von Aktiengesellschaften, Gesellschaften mit beschränkter Haftung oder Unternehmensgruppen. Der Steuersatz beträgt 25 Prozent. Im Jahr 2014 waren knapp 139.000 Unternehmen körperschaftssteuerpflichtig. Insgesamt haben wir in Österreich mehr als 300.000 Unternehmen. Viele sind aber nicht als juristische Person organisiert und fallen damit nicht unter die Körperschaftssteuer.

Gibt es keine aktuelleren Zahlen als die aus dem Jahr 2014?

In der Körperschaftssteuerstatistik erfassen wir die tatsächlich von den Unternehmen bezahlten Steuerbeträge. Bevor diese durch die Finanzämter festgestellt werden können, braucht das Zeit. Zuerst muss das Unternehmen seine Steuererklärung abgeben, dann wird von den Finanzämtern geprüft, Vorjahresverluste werden gegen die ausgewiesenen Gewinne gegengerechnet, Gruppenveranlagungen erstellt. Die Daten über das Jahr 2014 etwa wurden im Mai 2018 an Statistik Austria geliefert, die Erstellung der Körperschaftssteuerstatistik braucht dann nur wenige Monate.

Wie viel an Körperschaftssteuer hat der Staat 2014 eingehoben?

2014 waren es knapp 7,3 Milliarden Euro. Das entspricht etwa sieben Prozent der gesamten Steuereinnahmen dieses Jahres. Die Lohnsteuer oder die Mehrwertsteuer sind mit Anteilen von 29 und 27 Prozent weit bedeutsamere Steuern, was das Steueraufkommen betrifft.

Wenn man die Verluste gegen die Gewinne aufrechnen kann, wie viele Unternehmen zahlen dann überhaupt Körperschaftssteuer?

Bei 40 Prozent der veranlagten Unternehmen fällt gar keine Körperschaftssteuer an, weil die Verluste zumindest gleich groß sind wie die Gewinne.

Welche Unternehmen zahlen am meisten Körperschaftssteuer?

Das sind vor allem große Unternehmen. 2,4 Prozent der Unternehmen weisen ein zu versteuerndes Einkommen von über einer Million Euro pro Jahr auf und bezahlen drei Viertel des gesamten Aufkommens der Körperschaftssteuer. In absoluten Zahlen sind das knapp 3300 Einheiten.

Sind das die Aktiengesellschaften?

Nein, 52 Prozent des Körperschaftssteueraufkommens stammt von Gesellschaften mit beschränkter Haftung – 87 Prozent aller Veranlagungsfälle sind auch GmbHs, also die große Mehrheit. 37 Prozent der Körperschaftssteuer werden allerdings von Unternehmensgruppen bezahlt, die nur 2,8 Prozent der Veranlagungsfälle ausmachen.

Gibt es Steuervorteile für Unternehmensgruppen?

2005 wurde die sogenannte Gruppenbesteuerung für Unternehmen eingeführt. Da werden die Gewinne und Verluste aller Unternehmen in der Gruppe gegeneinander aufgerechnet, was steuerlich günstiger ist. Insgesamt waren 2014 knapp 14.400 Unternehmen in Unternehmensgruppen zusammengefasst – 2005 waren es weniger als 5000.

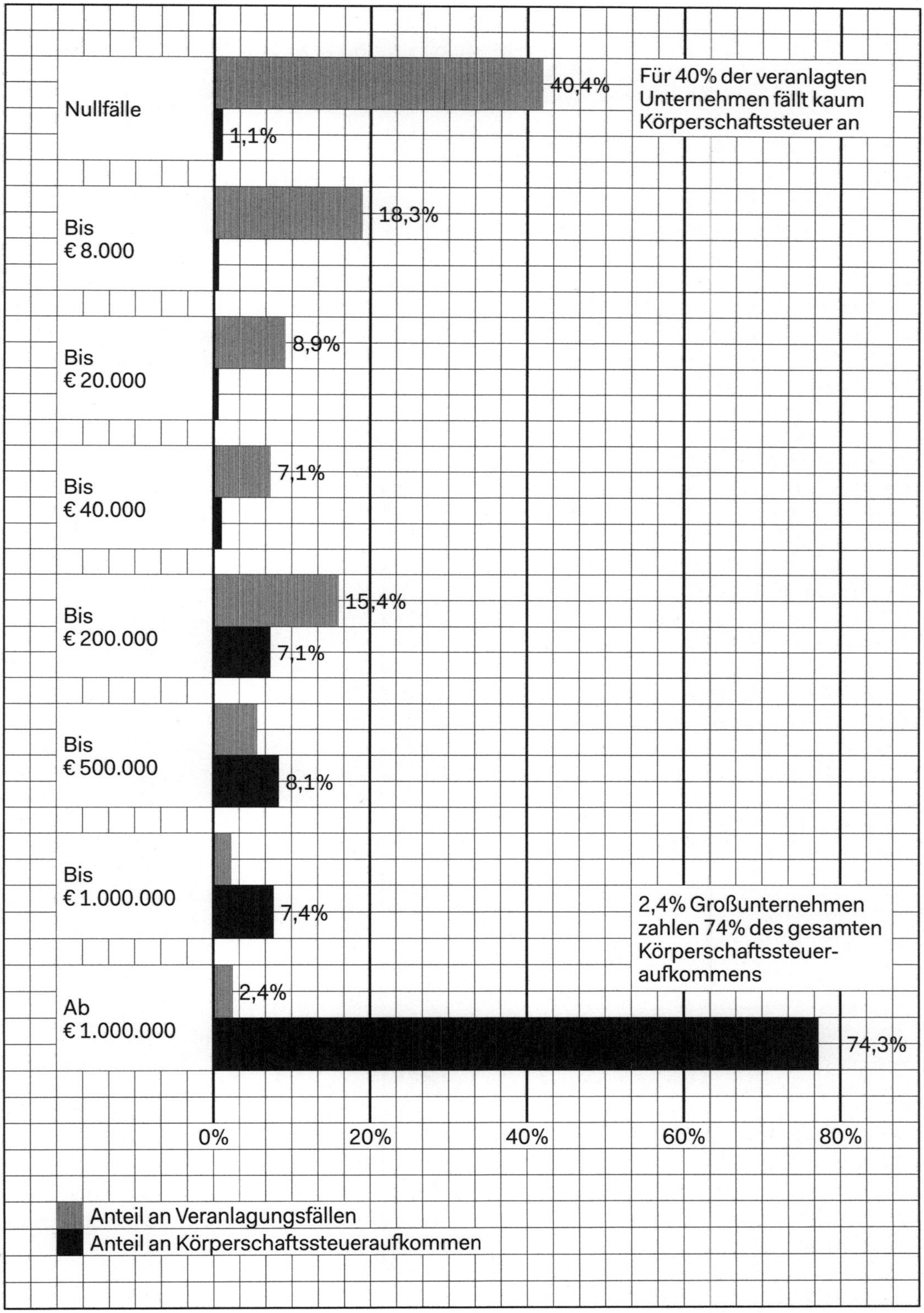

Welche Unternehmen zahlen Körperschaftssteuer? (Ansteigend nach Unternehmensgewinnen)

Quelle: STATISTIK AUSTRIA, Körperschaftssteuerstatistik 2014

Wie zufrieden sind die Österreicher und wie kann man diese Zufriedenheit messen?

Der Österreicher ist ein Nörgler und Grantler. Oder? Er wählt aus Protest gegen die Regierenden. Und er fühlt sich immer mehr benachteiligt. So das Vorurteil. Aber stimmt das auch? Wie misst man die Zufriedenheit in einem Land? Welche Parameter muss man betrachten? Einmal im Jahr veröffentlicht die Statistik Austria eine besonders spannende Publikation. Ein Gespräch über das Land.

Herr Pesendorfer, einmal im Jahr veröffentlichen Sie eine Publikation mit dem Titel „Wie geht's Österreich?". Worum handelt es sich hier genau?

Konrad Pesendorfer: Oft wird versucht, den Wohlstand und den Fortschritt einer Gesellschaft an einer Zahl, nämlich dem Niveau oder Wachstum des Bruttoinlandsprodukts, festzumachen. Doch seit der Geburtsstunde der Volkswirtschaftlichen Gesamtrechnungen in den 1930er-Jahren wissen wir, dass das deutlich zu kurz greift. Deshalb sehen wir uns – neben dem BIP pro Kopf – regelmäßig die 30 wichtigsten Indikatoren an, die uns einen besseren Einblick geben, wie es den Menschen in unserem Land tatsächlich geht.

Und wie kommen Sie auf die 30 Indikatoren?

Hier folgen wir einerseits einem theoretischen Konzept, das von einer Kommission unter den Nobelpreisträgern Joseph Stiglitz und Amartya Sen sowie dem französischen Ökonomieprofessor Jean-Paul Fitoussi ausgearbeitet wurde. Dort wird die Betrachtung von drei Bereichen vorgeschlagen: materieller Wohlstand, Lebensqualität und Nachhaltigkeit. Andererseits haben wir dann die Auswahl der Indikatoren für Österreich in einem breiten interaktiven Prozess mit Vertretern aus Wissenschaft, Verwaltung und Sozialpartnerschaft getroffen. Klar war auch, dass wir die Anzahl der Indikatoren beschränken mussten, um die Übersichtlichkeit nicht zu verlieren – und so sind wir zu den 30 Indikatoren für Österreich gekommen.

Also wie geht's Österreich?

Der zentrale Indikator, wo wir nach der subjektiven Zufriedenheit der Menschen in unserem Land fragen, zeigt ein sehr gutes Bild. Knapp 38 Prozent sind sehr zufrieden und geben auf einer elfstufigen Skala den Wert neun oder zehn an. Der Durchschnittswert dieses Indikators liegt in Österreich bei 7,9, während er im EU-Durchschnitt bei 7,1 liegt. Vor allem aber ist die Gruppe der Unzufriedenen mit den Werten fünf oder schlechter mit 10,6 Prozent deutlich kleiner als in der EU, wo es 21 Prozent sind.

Was zeigen die Indikatoren im Bereich des materiellen Wohlstands?

Was das Bruttoinlandsprodukt pro Kopf betrifft, liegt Österreich in der EU an vierter Stelle hinter Luxemburg, Irland und den Niederlanden. Die Arbeitslosenquote befindet sich im Jahr 2018, konjunkturbedingt, auf einem sehr niedrigen Niveau von 4,9 Prozent. Allerdings kommt das Wirtschaftswachstum nicht allen gleich stark zugute. Immer mehr Menschen haben eine unterbrochene Erwerbskarriere, arbeiten Teilzeit oder sind im Niedriglohnbereich tätig. Das führt dazu, dass sich die hohen und niedrigen Durchschnittseinkommen auseinanderentwickeln.

Gibt es – abgesehen von Verteilung – weitere Indikatoren, die Hinweise auf Problembereiche geben?

Bei den Umweltindikatoren zeigt sich, dass in den Bereichen Verkehr, Energieverbrauch und Versiegelung von Landschaften Handlungsbedarf gegeben ist. Die Treibhausgasemissionen stiegen in den letzten Jahren deutlich an. Positiv zu vermelden ist, dass der Anteil der biologisch bewirtschafteten Fläche von knapp zwölf Prozent im Jahr 2000 auf zuletzt 22 Prozent angestiegen ist.

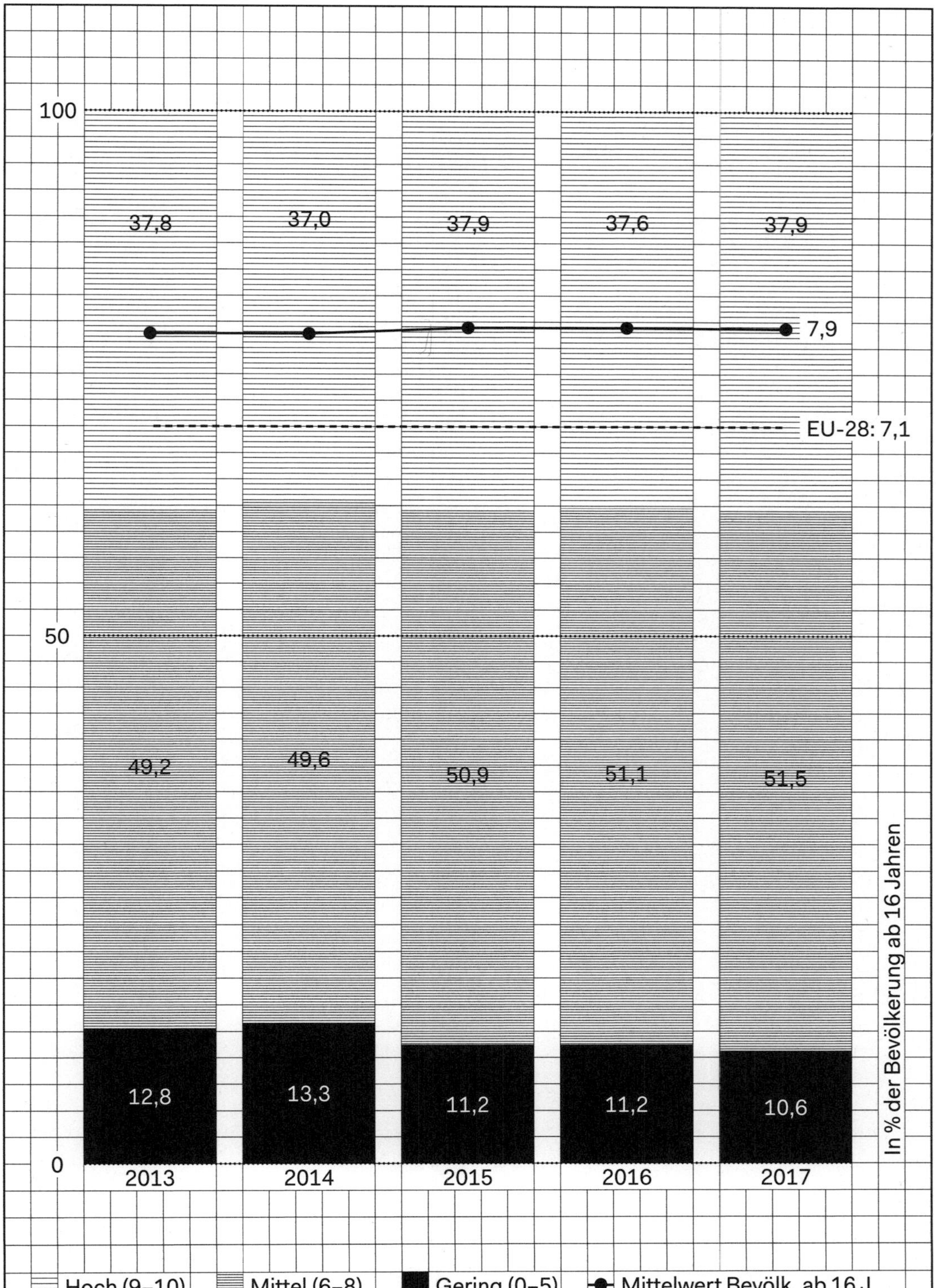

Allgemeine Lebenszufriedenheit

Quelle: STATISTIK AUSTRIA, Eurostat, EU-SILC

Wer ist von Armut betroffen und was bedeutet es für Kinder, arm zu sein?

In Österreich sind 1,5 Millionen Menschen von Armut betroffen. Das höchste Risiko, arm zu werden, haben Menschen, die länger arbeitslos sind. Auch Kinder und Jugendliche sind überdurchschnittlich gefährdet. Wie viele sind es genau und was bedeutet das für den Alltag und die Entwicklung der Kinder?

Herr Pesendorfer, vor kurzem haben Sie Zahlen veröffentlicht, die zeigen, dass 1,5 Millionen Menschen von Armut betroffen sind. Ist das nicht viel für ein reiches Land wie Österreich?

Konrad Pesendorfer: Wir sprechen bei den 1,5 Millionen Personen von Menschen, die in zumindest eine der Armuts- oder Ausgrenzungskategorien der EU fallen. Das heißt, sie leben entweder in einem Haushalt, der unter die Armutsgefährdungsgrenze von 1259 Euro verfügbares Einkommen im Monat fällt, sie können sich eine Reihe von essenziellen Dingen nicht leisten, sind also materiell depriviert, oder sie nehmen nicht oder kaum am Arbeitsleben teil.

Gibt es innerhalb dieser Kategorien Abstufungen von Armut?

1,1 Millionen Menschen sind von einer der drei Kategorien, 367.000 von mindestens zwei der drei Kategorien betroffen, das sind mehr als vier Prozent der Gesamtbevölkerung. Auf 82.000 Personen treffen alle drei Kategorien von Armuts- oder Ausgrenzungsgefährdung zu – sie sind also akut betroffen.

Bei welcher Bevölkerungsgruppe ist das Risiko, arm zu werden, am größten?

Insgesamt liegt das Armuts- oder Ausgrenzungsrisiko der österreichischen Bevölkerung bei 17,5 Prozent. Personen, die mehr als ein Jahr arbeitslos sind, sind mit 76 Prozent die am stärksten betroffene Gruppe. Alleinerzieherhaushalte sind zu 44 Prozent armuts- oder ausgrenzungsgefährdet, Familien mit drei oder mehr Kindern zu 28 Prozent. Auch alleinlebende Pensionistinnen haben mit 29 Prozent ein höheres Risiko. Was aber besonders besorgniserregend ist, ist, dass vor allem auch Kinder überdurchschnittlich von Armut betroffen sind.

Wie viele genau?

Ein Viertel aller Armuts- und Ausgrenzungsgefährdeten waren im Jahr 2018 Kinder und Jugendliche unter 20 Jahren – in absoluten Zahlen sind das 372.000 Personen. Das Risiko sozialer Ausgrenzung ist für diese Altersgruppe mit 21 Prozent über dem der Gesamtbevölkerung. Viele von ihnen leben in größeren Familien mit drei oder mehr Kindern. Sechs von zehn haben nicht die österreichische Staatsbürgerschaft.

Was bedeutet es für Kinder, in armen Haushalten zu wohnen?

Knappe Kasse und Sparenmüssen sind dort an der Tagesordnung – oft auch bei Nahrungsmitteln. Gleichzeitig sehen wir, dass der Anteil der Kinder, die täglich Obst und Gemüse essen, bei Haushalten mit niedrigem Einkommen mit 96 Prozent annähernd so hoch ist wie bei Haushalten mit hohen oder mittleren Einkommen, wo es 98 Prozent sind. Offensichtlich verzichten hier die Eltern zugunsten ihrer Kinder auf bessere Nahrung.

Wo gibt es für Kinder noch Einschränkungen?

In vielen Fällen leben Kinder und Jugendliche, die armuts- oder ausgrenzungsgefährdet sind, in beengten Wohnverhältnissen, sie können es sich nicht leisten, Freunde zum Spielen oder Essen einzuladen oder an Freizeitaktivitäten wie Sport- oder Musikkursen oder an Schulausflügen teilzunehmen, wenn diese mit Kosten verbunden sind. Ein Drittel dieser Kinder und Jugendlichen kann keinen Urlaub machen.

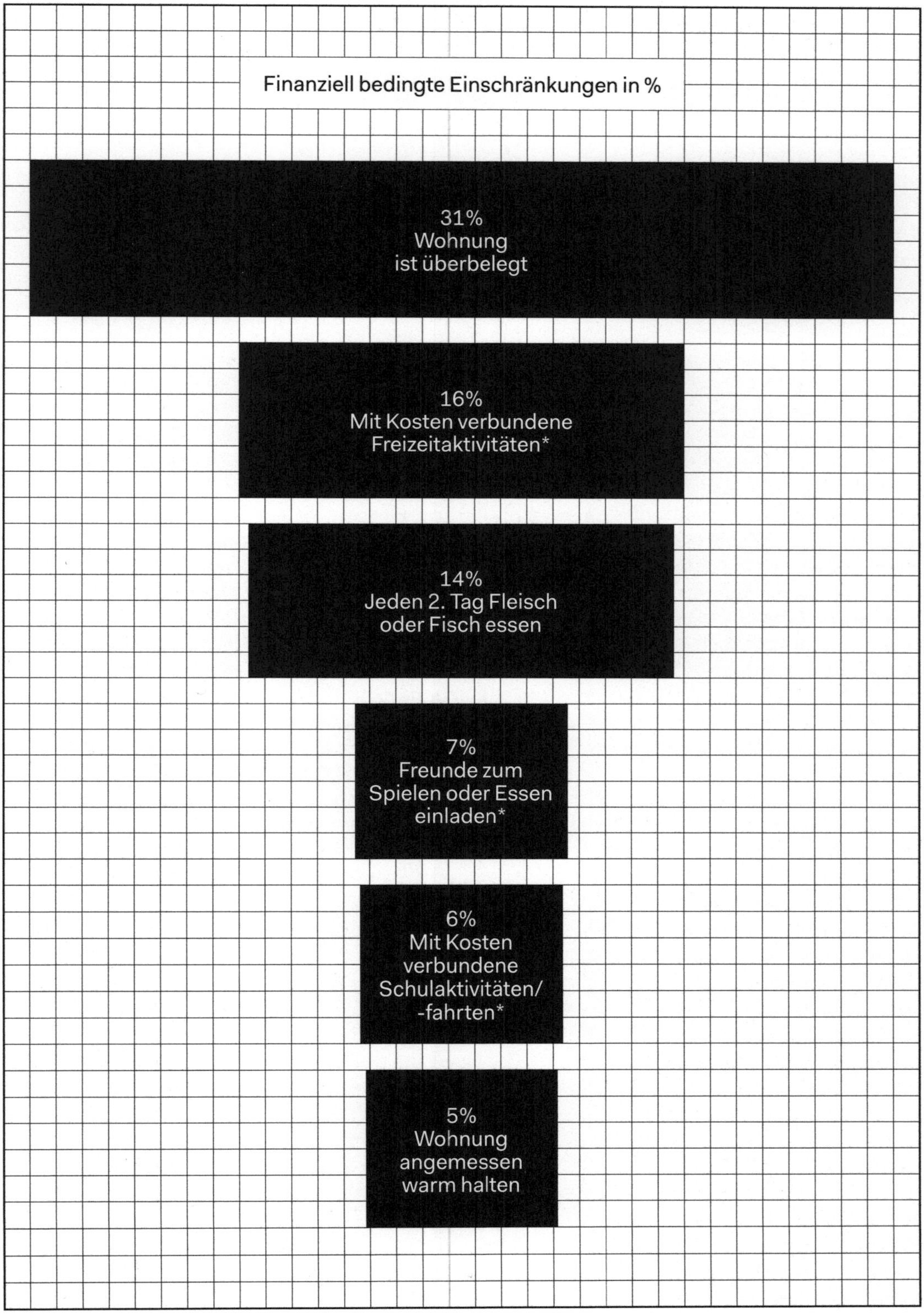

Welche Einschränkungen erleiden Kinder und Jugendliche in armuts- oder ausgrenzungsgefährdeten Haushalten?

Quelle: STATISTIK AUSTRIA, EU-SILC (European Union Statistics on Income and Living Conditions) 2018.
Kinder und Jugendliche unter 20. * Erfragt für Kinder und Jugendliche von 1 bis 15 Jahren

Wo wächst die Wirtschaft besonders stark und wer ist das Schlusslicht?

Die Wirtschaft in Österreich brummt. Aber wo ist die Wirtschaft zuletzt am meisten gewachsen? Welche Städte und Gemeinden haben bei der Wirtschaftsleistung die Nase vorn?

Wenn wir über Österreichs Wirtschaftsleistung sprechen, reden wir immer über das gesamte Bundesgebiet. Aber lässt sich das Bruttoinlandsprodukt auf die einzelnen Bundesländer herunterbrechen?

Konrad Pesendorfer: Ja, aus den regionalen Gesamtrechnungen können wir etwa ablesen, dass ein Viertel der österreichischen Wirtschaftsleistung in Wien erwirtschaftet wird, wobei der Bevölkerungsanteil Wiens bei 21 Prozent der österreichischen Gesamtbevölkerung liegt. Der zweitwichtigste Anteil am österreichischen BIP kommt mit 17 Prozent aus Oberösterreich, gefolgt von Niederösterreich mit 16 Prozent – natürlich spielt hier die Größe des Bundeslandes eine maßgebliche Rolle.

In welchen Bundesländern ist die Wirtschaft zuletzt am stärksten gewachsen?

Den stärksten Zuwachs hatte im Jahr 2017 – das ist das aktuellste Jahr, zu dem uns Daten vorliegen – mit 4,5 Prozent realem Wirtschaftswachstum Kärnten zu verzeichnen. Die reale BIP-Wachstumsrate Österreichs lag in diesem Jahr bei 2,6 Prozent. Überdurchschnittlich ist weiters das Bruttoregionalprodukt der Bundesländer Burgenland, Steiermark und Oberösterreich gewachsen – alle mit einer Zuwachsrate von deutlich über drei Prozent.

Und wenn man einen längeren Zeitraum betrachtet?

Die durchschnittlichen jährlichen Wachstumsraten zwischen 2010 und 2017, also die Zeit nach dem Krisenjahr 2009, waren in Vorarlberg mit 2,2 Prozent realem Wachstum am stärksten, gefolgt vom Burgenland und von Oberösterreich mit jeweils 1,9 Prozent. Wien hatte zwar im Krisenjahr 2009 mit minus 1,2 Prozent den geringsten Rückgang der Wirtschaftsleistung zu verzeichnen – in Oberösterreich ist in diesem Jahr das Bruttoregionalprodukt um etwa 6,6 Prozent gefallen –, danach war der Aufschwung in der Bundeshauptstadt aber schwächer, und mit einer durchschnittlichen Wachstumsrate von einem Prozent bildet Wien in dieser Langfristbetrachtung das Schlusslicht.

Gibt es zwischen den Regionalwirtschaften der einzelnen Bundesländer strukturelle Unterschiede?

Der größte Anteil der Wirtschaftsleistung wird in Österreich vom Dienstleistungsbereich mit mehr als 70 Prozent der Bruttowertschöpfung erbracht. Der Anteil der Industrie – darunter fallen insbesondere die Herstellung von Waren und der Bau – an der Bruttowertschöpfung liegt bei über 28 Prozent, jener der Landwirtschaft bei etwas über einem Prozent. Wien unterscheidet sich von den anderen Bundesländern durch einen deutlich höheren Anteil der Dienstleistungen von 85 Prozent. Der Industrieanteil ist hingegen in Oberösterreich und Vorarlberg mit knapp unter 40 Prozent am höchsten. Die Landwirtschaft ist mit einem Anteil von knapp vier Prozent im Burgenland am bedeutendsten.

Kann man die Wirtschaftsleistung auf noch kleinere regionale Einteilungen herunterbrechen?

Ja, das höchste Bruttoregionalprodukt hat die Region Salzburg und Umgebung mit einem Wert von 52.900 Euro je Einwohner, gefolgt von Linz-Wels, Wien, Bludenz-Bregenzer Wald und Graz. Die Regionen mit den niedrigsten Werten pro Kopf liegen vorwiegend im Osten Österreichs, wie das Weinviertel, das Mittelburgenland und das Südburgenland.

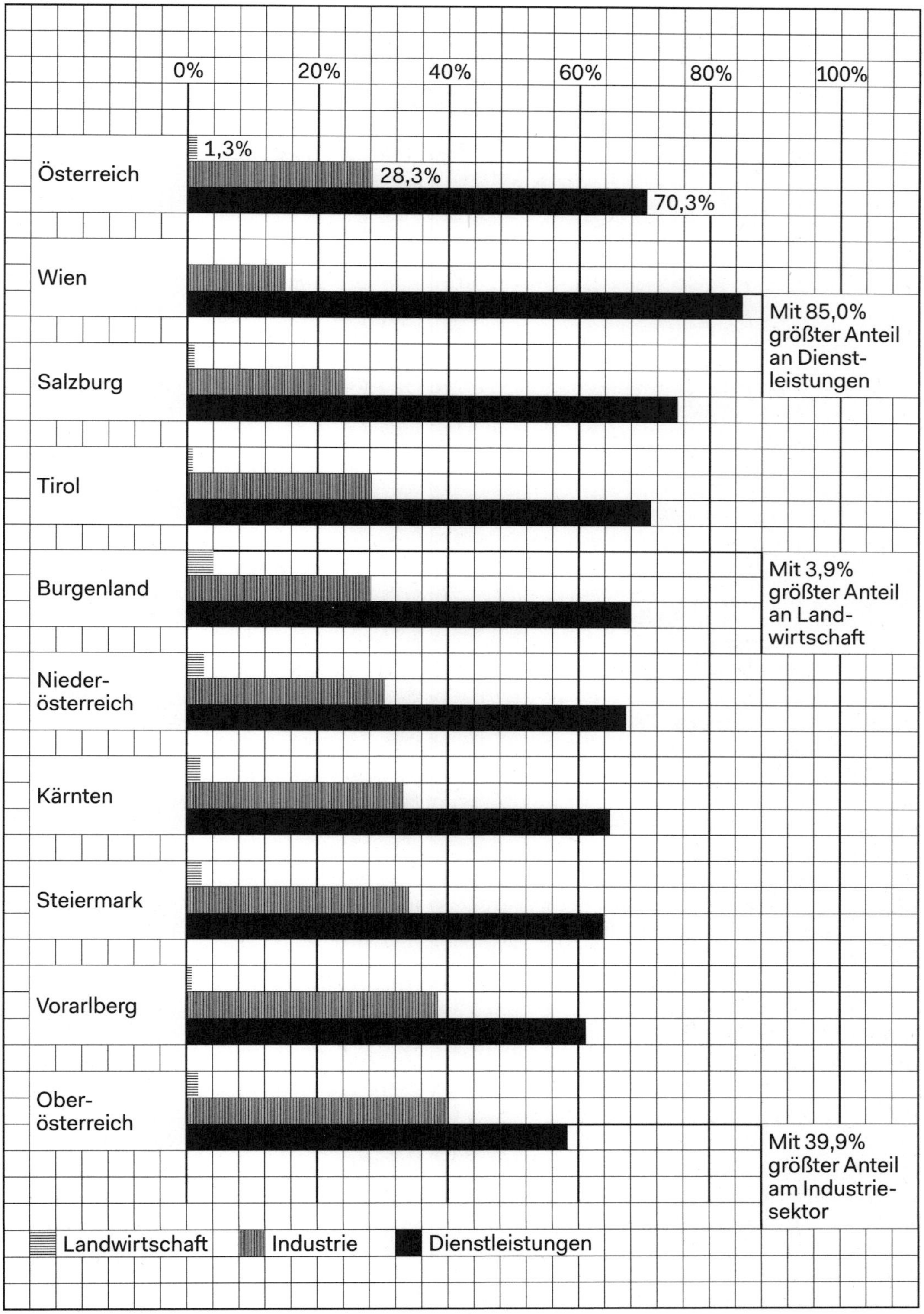

Wie ist unsere Wirtschaft strukturiert? (Anteil an der Bruttowertschöpfung in Prozent)

Quelle: STATISTIK AUSTRIA, Regionale Gesamtrechnung. Stand: Dezember 2018

Wie bedeutend ist Saisonarbeit in Österreich, welche Unterschiede gibt es?

In Österreich gibt es hunderttausende Saisonarbeiter, die meisten davon im Tourismus, auf dem Bau und in der Land- und Forstwirtschaft. Was diese Arbeitnehmer zwischen den Saisonen machen und welche regionalen Unterschiede es gibt.

Immer wieder hört man, dass ein beträchtlicher Teil des Arbeitsmarkts in Österreich durch Saisonarbeit geprägt ist. Stimmt das?

Konrad Pesendorfer: Wir haben pro Jahr in Österreich knapp 1,9 Millionen unselbstständige Beschäftigungsverhältnisse, die neu eingegangen werden. Bei 38 Prozent dieser Beschäftigungsepisoden handelt es sich um Wiedereinstellungen bei einem früheren Dienstgeber nach einer Unterbrechung von maximal einem Jahr – in diesen Fällen können wir von Saisonarbeit sprechen.

In welchen Wirtschaftsbereichen ist Saisonarbeit besonders ausgeprägt?

Die bedeutendsten Bereiche der klassischen Saisonarbeit sind der Tourismus, der Bau und die Land- und Forstwirtschaft. In diesen Bereichen wird rund die Hälfte aller neuen Beschäftigungsverhältnisse bei einem früheren Arbeitgeber eingegangen. Auch die Bereiche Bergbau mit 64 Prozent und Kunst und Unterhaltung mit 59 Prozent stechen hier bei den Anteilen der Saisonarbeit heraus – allerdings ist dort die Anzahl der neuen Beschäftigungsverhältnisse pro Jahr deutlich geringer als bei den vorher genannten Bereichen.

Was machen die Menschen zwischen den Saisonen?

Wir haben hier die Daten aus dem Jahr 2016 genau analysiert. Über alle Wirtschaftsbereiche hinweg war in diesem Jahr etwa ein Drittel vor der Wiedereinstellung beim ursprünglichen Arbeitgeber arbeitslos gemeldet, knapp ein Viertel war anderswo aktiv beschäftigt, 20 Prozent waren temporär abwesend oder hatten keinen Wohnsitz in Österreich. Der Rest stand in Ausbildung oder war am Arbeitsmarkt nicht aktiv. Es gibt aber große Unterschiede zwischen den Wirtschaftsbereichen.

Bleiben wir bei den klassischen Saisonberufen. Wie sieht es am Bau aus?

Am Bau finden 45 Prozent der Beschäftigungsaufnahmen des gesamten Jahres im ersten Quartal statt – drei Viertel davon sind Wiedereinstellungen. Die Phase zwischen zwei Beschäftigungsperioden dauert in der Baubranche durchschnittlich 71 Tage, also etwas mehr als zwei Monate. An durchschnittlich 45 der 71 Tage sind die Saisonarbeiter arbeitslos gemeldet, an elf Tagen gehen sie einer Erwerbstätigkeit nach.

Gibt es hier regionale Unterschiede?

Bauarbeiter in den westlichen Bundesländern Vorarlberg, Tirol und Salzburg sind in den Zwischenperioden deutlich stärker beschäftigt als ihre Kollegen in anderen Bundesländern. Viele dieser Personen sind vor der Wiedereinstellung in der Wintersaison des Tourismus bei Skiliftanlagen oder im Gastgewerbe beschäftigt. Personen mit Wohnsitz im Ausland sind in den Zwischensaisonen mit durchschnittlich sechs Tagen deutlich weniger arbeitslos gemeldet als ihre Kollegen mit Wohnsitz im Inland.

Und im Tourismus?

In der Beherbergung sieht man das Muster der Winter- und Sommersaisonen bei den Beschäftigungsaufnahmen sehr gut – etwa zwei Drittel der Beschäftigungsaufnahmen sind in diesen Saisonen Wiedereinstellungen beim selben Arbeitgeber. Im Gastronomie- und Restaurantbereich kann man dieses Saisonmuster so nicht erkennen, und auch die Anteile der Wiedereinstellungen liegen – mit Ausnahme des Monats Dezember – unter 50 Prozent.

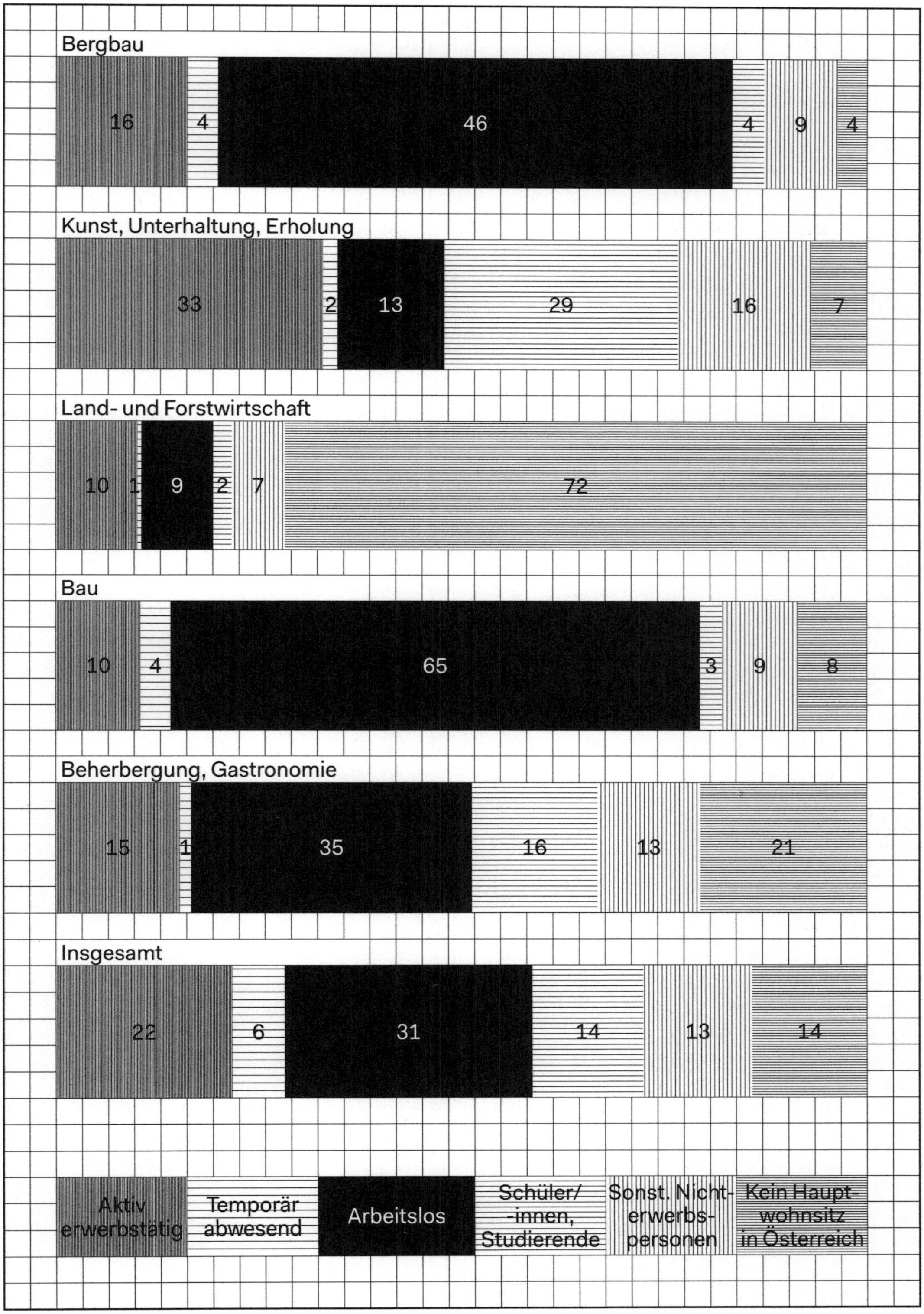

Wo waren Saisonarbeiter vor ihrer Wiedereinstellung aktiv? (Anteile in Prozent)

Quelle: STATISTIK AUSTRIA, Registerbasierte Erwerbsverläufe mit Stand 10/2017

Wie viel Geld geben die Österreicher fürs Wohnen aus? Wo ist es am teuersten?

Wie viel geben Österreicher fürs Wohnen aus, wo lebt man am günstigsten, wo am teuersten? Hier ein Blick auf die Zahlen und die internationalen Vergleichswerte sowie in die höchst unterschiedlichen Wohnungsmärkte Österreichs.

Herr Pesendorfer, viele Menschen haben den Eindruck, dass Wohnen immer teurer wird. Ist das richtig?

Konrad Pesendorfer: Wenn wir uns die Mietpreisentwicklung der letzten fünf Jahre ansehen, beobachten wir über alle Mietsegmente hinweg eine Steigerung von 13 Prozent. Allerdings gibt es einen deutlichen Unterschied zwischen privat vermieteten Wohnungen, deren Mieten pro Quadratmeter in diesem Zeitraum um 14 Prozent teurer geworden sind, und Gemeindewohnungen, wo die Steigerungsrate mit acht Prozent deutlich geringer war. Genossenschaftswohnungen sind um 13 Prozent pro Quadratmeter teurer geworden.

Gibt es hier große Unterschiede zwischen den einzelnen Bundesländern?

Über alle Mietsegmente hinweg gesehen beträgt die Miete inklusive Betriebskosten pro Quadratmeter in Österreich durchschnittlich 7,8 Euro. Die höchsten Quadratmeterpreise zahlt man mit 9,2 Euro in Salzburg, gefolgt von 9,0 Euro in Vorarlberg und 8,7 Euro in Tirol. In Wien zahlt man durchschnittlich 8,3 Euro. Die günstigsten Mietpreise werden im Burgenland mit 5,9 Euro und in Kärnten mit 6,2 Euro gemessen.

7,8 Euro pro Quadratmeter im Durchschnitt – das klingt sehr günstig.

Stimmt. Da sind aber auch alle langjährigen Mietverträge enthalten, die günstiger sind. Wenn Sie heute eine neue Mietwohnung am Markt suchen, dann müssen Sie durchschnittlich mit 9,2 Euro und im privaten Bereich mit 10,2 Euro rechnen. Das sind die durchschnittlichen Mieten, die wir bei Neuvermietungen beobachten. Es macht aber auch einen Unterschied, ob Sie die Wohnung in einer großen Stadt oder in einem kleinen Ort mieten.

Inwiefern?

Mieten in Ballungsräumen sind vom Niveau her grundsätzlich höher als in kleineren Städten. In Wien zahlen Sie durchschnittlich 10,4 Euro pro Quadratmeter für Neuvermietungen, in Gemeinden mit 10.000 Einwohnern oder weniger sind es durchschnittlich nur 7,7 Euro.

Obwohl uns Wohnen teuer erscheint, kommen immer mehr internationale Delegationen nach Wien, um sich anzusehen, wie es hier gelingt, die Wohnkosten noch relativ leistbar zu halten.

Wien hat im Vergleich zu anderen europäischen Großstädten, wie zum Beispiel München, London oder Paris, noch ein relativ günstiges Wohnkostenniveau. Das hängt damit zusammen, dass knapp sechs von zehn Mietwohnungen in Österreich geförderte Wohnungen sind. Landesweit sind 17 Prozent der insgesamt knapp 1,7 Millionen Mietwohnungen Gemeindewohnungen und 40 Prozent Genossenschaftswohnungen – in Wien betragen diese Anteile 29 Prozent für Gemeinde- und 28 Prozent für Genossenschaftswohnungen. Aber auch im privaten Bereich beschränken Richtwerte die Höhe des Mietzinses.

Und wie entwickeln sich die Kaufpreise von Immobilien?

In den letzten fünf Jahren haben die Immobilienpreise österreichweit um knapp 26 Prozent zugelegt. Wir liegen damit etwas über der Preisentwicklung in den anderen EU-Ländern von durchschnittlich 23 Prozent. Interessant ist, dass die Preise für den Ankauf von bestehendem Wohnraum wie etwa Altbauwohnungen oder bestehende Häuser stärker steigen als jene von neuem Wohnraum.

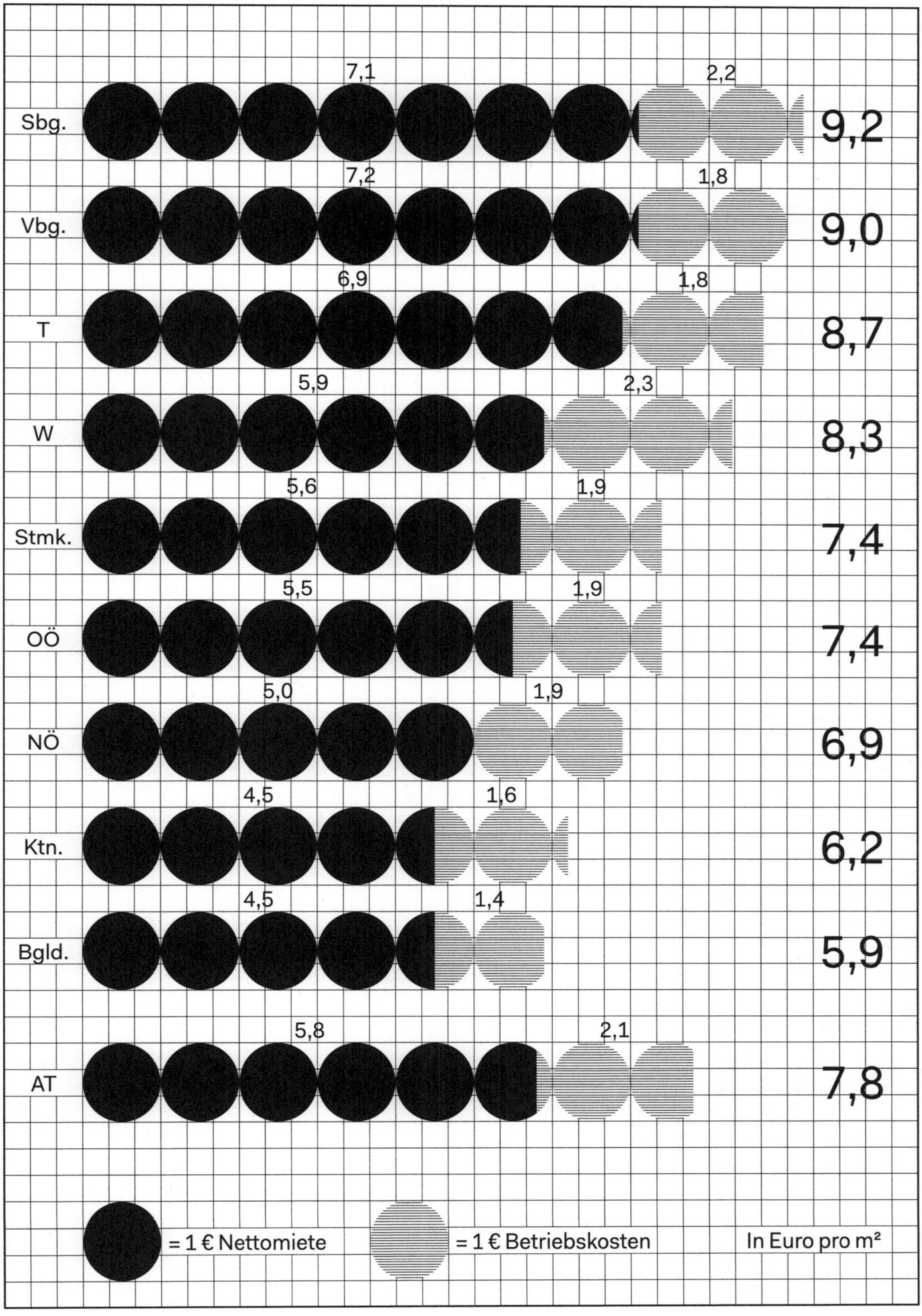

Mietkosten nach Bundesland. Rundungsdifferenzen nicht ausgeglichen

Quelle: STATISTIK AUSTRIA, Mikrozensus 2018 – Hauptwohnsitzwohnungen – Miete inklusive Betriebskosten in Euro pro m²

Wie gefährlich ist der Straßenverkehr in Österreich?

Wie viele Menschen sterben auf Österreichs Straßen? Was hat sich da in den letzten Jahren verändert? Wer ist besonders gefährdet und wie kann man die Verletzungsrate senken?

Herr Pesendorfer, Jahr für Jahr passieren auf Österreichs Straßen viele Unfälle. Wie sehen die Zahlen dazu aus?

Konrad Pesendorfer: Im Jahr 2018 hatten wir auf Österreichs Straßen insgesamt 36.846 Unfälle mit Personenschaden – das sind um 556 Unfälle weniger als im Jahr davor. Bei diesen Unfällen wurden insgesamt 46.525 Personen verletzt und 409 Personen getötet. Die Anzahl der Toten auf Österreichs Straßen hat damit im Vorjahr im langjährigen Vergleich einen Tiefststand erreicht – und das, obwohl im Vorjahr mit insgesamt 6,9 Millionen so viele Kraftfahrzeuge wie nie zuvor zugelassen waren.

Was sind die Ursachen für die rückläufigen Zahlen?

Was die Verkehrstoten betrifft, hatten wir Anfang der 1970er-Jahre mit knapp 3000 einen Höchstwert erreicht – seither gehen die Zahlen kontinuierlich zurück. 1973 wurde das Tempolimit von 100 km/h auf Landstraßen und ein Jahr später mit 130 km/h auf Autobahnen eingeführt. Seit 1976 gilt die Gurtenpflicht und auch danach wurden wichtige Maßnahmen gesetzt wie stärkere Kontrollen gegen Alkohol am Steuer, Sturzhelmpflicht für Motorradfahrer, verpflichtende Kindersitze oder das verschärfte Handyverbot am Steuer seit 2016. Abgesehen davon sind die Fahrausbildung besser und die Autos sicherer geworden.

Was sind die häufigsten Unfallursachen?

Mehr als 90 Prozent der Unfälle passieren aufgrund von Fehlverhalten von beteiligten Personen, darunter 38 Prozent wegen Unaufmerksamkeit und Ablenkung, 21 Prozent wegen einer Vorrangverletzung oder des Überfahrens einer roten Ampel und 14 Prozent wegen überhöhter Geschwindigkeit.

Wo passieren die meisten Unfälle?

63 Prozent der Unfälle ereignen sich im Ortsgebiet und 37 Prozent im Freiland. Allerdings sind drei Viertel aller Toten aufgrund der höheren Fahrgeschwindigkeiten auf Freilandstraßen zu beklagen.

Mit welchen Fahrzeugen verunglücken die meisten Menschen?

Mehr als die Hälfte aller Verletzten und 44 Prozent der Getöteten waren zum Zeitpunkt des Unfalles Pkw-Insassen. Knapp 8200 Verletzte oder 18 Prozent waren mit dem Fahrrad unterwegs und neun Prozent mit dem Motorrad. Allerdings war einer von vier Verkehrstoten ein Motorradfahrer und zehn Prozent der Verkehrstoten waren Fahrradfahrer.

Spielt Alkohol bei den Unfällen eine Rolle?

Knapp 2300 Unfälle sind auf Alkoholeinfluss zurückzuführen, das entspricht etwas mehr als sechs Prozent aller Unfälle. 33 Menschen sind bei Unfällen ums Leben gekommen, bei denen Alkohol im Spiel war – das sind acht Prozent aller Verkehrstoten.

In welchen Bundesländern gibt es die meisten Unfälle?

Die meisten Unfälle gab es 2018 mit je knapp 7000 in Nieder- und Oberösterreich, in der Steiermark waren es 5500. Das hat natürlich auch mit der Flächengröße, der Einwohneranzahl und dem jeweiligen Straßennetz zu tun. In Wien hatten wir letztes Jahr 5200 Unfälle mit 6500 Verunglückten, 18 darunter tödlich. Knapp 2900 dieser Unfallopfer sind mit dem Pkw und 1000 mit dem Fahrrad unterwegs gewesen. Über 1200 Personen verunglückten in Wien als Fußgänger.

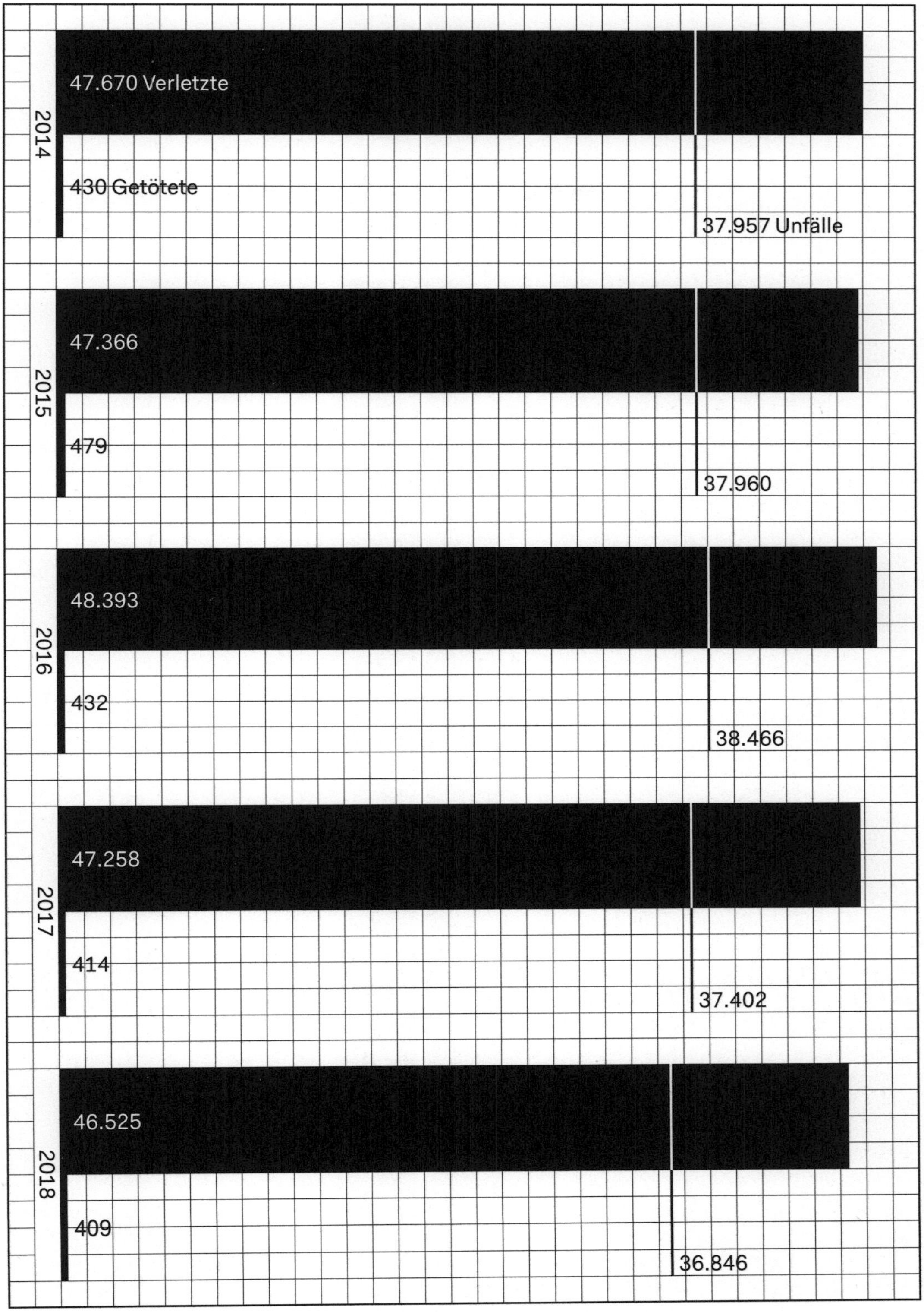

Unfallgeschehen 2014 bis 2018

Quelle: STATISTIK AUSTRIA, Statistik der Straßenverkehrsunfälle.
Erstellt am 29.04.2019 – 1) 30-Tage-Fristabgrenzung für Verkehrstote

Quelle (von S. 17): STATISTIK AUSTRIA, Mikrozensus-Arbeitskräfteerhebung. Internationale Definition des Erwerbsstatus nach dem ILO-Konzept. Bevölkerung in Privathaushalten exklusive Präsenz- und Zivildiener. Erwerbstätigenquote der 15- bis 64-Jährigen. Bis 2003: Klassifikation Vollzeit/Teilzeit nach Stundengrenze (bis 35 Stunden). Ab 2004 Selbstzuordnung. Zeitreihenbruch aufgrund Stichprobenumstellung 2004. – Eurostat, Gender Pay Gap: Geschlechtsspezifischer Lohnunterschied (ohne Anpassungen). Unterschied zwischen den durchschnittlichen Bruttostundenverdiensten von Frauen und Männern in der Privatwirtschaft. Griechenland: Daten nicht verfügbar.

Quelle (von S. 19): STATISTIK AUSTRIA, Jänner bis Dezember 2018 endgültige Ergebnisse, Vorjahresperiode endgültige Ergebnisse. 1) SITC Produktgruppen (Standard International Trade Classification). 2) Anderweitig nicht genannt. 3) Sonstiges = Waren anderweitig nicht genannt, Getränke und Tabak, tierische und planzliche Öle und Fette

Quelle (von S. 23): STATISTIK AUSTRIA, Bildungsausgabenstatistik. 1) Vor allem Subventionen an private Kinderbetreuungseinrichtungen. 2) In erster Linie bildungsrelevante Teile der Familienbeihilfe (jener Teil der Familienbeihilfe, dessen Bezug an die Absolvierung einer Schulausbildung gekoppelt ist) sowie Studienbeihilfen. 3) Hauptsächlich Transfers an Fachhochschulen im Rahmen der Studienplatzfinanzierung.

Quelle (von S. 49): STATISTIK AUSTRIA, bildungsbezogenes Erwerbskarrierenmonitoring (bibEr) im Auftrag von BMASK und AMS. 1) Personen, die innerhalb der ersten zwei Jahre nach dem Bildungsabschluss keine weitere Ausbildung besucht haben. 2) Umfasst Hauptschulen, Neue Mittelschulen, AHS-Unterstufen, Sonderschulen sowie Polytechnische Schulen. 3) Bei Master/Diplom Personen unter 30 Jahren, die bei der unselbstständigen Erwerbstätigkeit nach 18 Monaten Vollzeit gearbeitet haben. Bruttoeinkommen unselbstständiger Erwerbstätigkeit reduziert um Sonderzahlungen (wie etwa Urlaubs- und Weihnachtsgeld). Aus dem Jahreseinkommen wird ein Tageseinkommen bestimmt und auf 30 Tage hochgerechnet. Gewichtung mittels VPI auf 2016.

Quelle (von S. 51): STATISTIK AUSTRIA, bildungsbezogenes Erwerbskarrierenmonitoring (bibEr) im Auftrag von BMASK und AMS. Absolventinnen und Absolventen der ausgewählten Ausbildungen im Schuljahr 2009/10, die bis 2015 keine weitere Ausbildung besucht haben, keine Karenzzeiten aufweisen und nicht aus Österreich verzogen sind. 1) Z. B. Lehrberufe Bürokaufmann/-frau und Verwaltungsassistent/-in. – 2) Z. B. Lehrberufe Koch und Restaurantfachmann/-frau. – 3) Z. B., Lehrberufe Einzelhandelskaufmann/-frau und Großhandelskaufmann/-frau. – 4) Z. B. Lehrberufe Maschinenbautechnik, Metalltechnik und Werkzeugbautechnik . – 5) Z. B. Studienrichtungen Betriebswirtschaft und internationale Betriebswirtschaft.

Quelle (von S. 65): STATISTIK AUSTRIA, Schulstatistik, Lehrerstatistik. 1) Rundungsdifferenzen nicht ausgeglichen. 2) Exklusive Karenzierungen. Ohne Lehrpersonal an Bundessportakademien und Schulen und Akademien des Gesundheitswesens. 3) Das in Neuen Mittelschulen eingesetzte Lehrpersonal wird – je nachdem, bei welchem Schultyp die Neue Mittelschule geführt wird – bei Hauptschulen bzw. AHS ausgewiesen.

Quelle (von S. 75): STATISTIK AUSTRIA, Mikrozensus-Arbeitskräfteerhebung (Jahresdurchschnitt über alle Wochen). Bevölkerung in Privathaushalten ohne Präsenz- und Zivildiener, ohne Personen in Elternkarenz (mit aufrechtem Dienstverhältnis). Erwerbstätige nach dem ILO-Konzept. Hochgerechnete Zahlen aus einer 0,6%-Quartalsstichprobe. – 1) Als tatsächlich geleistete Arbeitszeit werden die tatsächlich geleisteten Wochenarbeitsstunden bezeichnet. Überstunden und Mehrstunden werden eingerechnet, Fehlstunden (Urlaub, Krankenstand etc.) sind nicht inkludiert. Arithmetisches Mittel.

Quelle (von S. 83): STATISTIK AUSTRIA, bildungsbezogenes Erwerbskarrierenmonitoring (bibEr) im Auftrag von BMASK und AMS. Schuljahr 2013/14. Die Vorgemerktenquote berechnet sich als Anteil der Personen in AMS-Vormerkung an der Summe aus Erwerbstätigen und AMS-Vorgemerkten zum Stichtag 18 Monate nach Ausbildungsabschluss. Die Grundmasse wird bei Schulausbildungen (inkl. Lehre) auf Personen eingeschränkt, die innerhalb der ersten zwei Jahre nach dem Bildungsabschluss keine weitere Ausbildung besucht haben. Bei Hochschulausbildungen wird auf Personen unter 30 Jahren eingeschränkt.

Stichwortregister

A

B

I

J

K

L

M

T

U

V

W

Z

Florian Klenk,
geb. 1973, ist Jurist und Journalist. Der mehrfach ausgezeichnete Enthüllungsjournalist studierte in Wien und den Niederlanden, arbeitete bei der deutschen Wochenzeitung DIE ZEIT und ist seit 2012 Chefredakteur der Wiener Wochenzeitung FALTER.

Konrad Pesendorfer
ist seit 2010 Generaldirektor von STATISTIK AUSTRIA. Er ist Vorsitzender des OECD Committee on Statistics and Statistical Policy, Co-Vorsitzender des International Comparison Program Governing Board der UN/Weltbank sowie Vize-Vorsitzender der UN Conference of European Statisticians. Von März 2012 bis Dezember 2013 war er Vorsitzender der ESS Partnership Group, dem engen Vorbereitungsgremium des höchsten Statistikkomitees der EU, des Ausschusses des Europäischen Statistischen Systems (AESS).

Dr. Pesendorfer ist Mitglied des Fiskalrats und Präsident der Österreichischen Statistischen Gesellschaft.